KB235789

주름 없애고 탄력 있는 피부 만들기 7가지 프로그램

피부 美人 되기

벤 카민스키, 하워드 카민스키 지음

주민아 옮김 ㅣ 정혜신 감수

HANEON.COM

피부 美人 되기

펴 냄	2007년 04월 25일 1판 1쇄 박음 ｜ 2007년 05월 01일 1판 1쇄 펴냄
지은이	벤 카민스키 & 하워드 카민스키
옮긴이	주민아
감수자	정혜신
펴낸이	김철종
펴낸곳	(주)한언
	등록번호 제1-128호 / 등록일자 1983. 9. 30
주 소	서울시 마포구 신수동 63-14 구 프라자 6층 (우 121-854)
	TEL. 02-701-6616(대) / FAX. 02-701-4449
책임편집	임경란 krlim@haneon.com
디자인	임동광 dklim@haneon.com
홈페이지	www.haneon.com
e-mail	haneon@haneon.com

이 책의 무단전재 및 복제를 금합니다.

잘못 만들어진 책은 구입하신 서점에서 바꾸어 드립니다.

ISBN 978-89-5596-423-3 03510

주름 없애고 탄력 있는 피부 만들기 7가지 프로그램

피부 美人 되기

BEYOND BOTOX

Copyright © 2006 by Ben Kaminsky and Howard Kaminsky
All rights reserved.
Korean translation copyright © 2007 by Haneon Community Co.
Korean translation rights arranged with Denise Marcil Literary Agency, Inc.
through EYA(Eric Yang Agency).

이 책의 한국어 판 저작권은 EYA(에릭양 에이전시)를 통한
Denise Marcil Literary, Inc. 사와의 독점계약으로 한국어 판권을 (주)한언이 소유합니다.
저작권법에 의하여 한국 내에서 보호를 받는 저작물이므로 무단전재와 복제를 금합니다.

몸과 마음이 만드는 피부주름
이제, 펴고 사세요.

to ________

from ________

20대도 부러워하는 피부, 만들 수 있다

요즘 나이보다 어려보이는 것에 대한 사람들의 관심이 부쩍 늘어나면서 매끈하고 탱탱한 피부가 되고자 피부과를 찾는 사람들이 부쩍 늘었다. 여러 가지 피부문제로 병원을 찾은 사람에게 나는 공통적으로 이렇게 묻는다.

"식사는 잘 챙겨 드시나요?"

"잠자는 시간은 규칙적이시고요?"

하지만 여드름이나 주름, 혹은 다른 문제로 피부를 치료하기 위해 병원을 찾은 사람들은 대부분 당장 그 문제를 해결해 줄 약이나 주사, 화장품 같은 것을 먼저 찾는다.

"글쎄요, 다이어트 겸해서 그렇게 잘 먹지는 않아요. 그것보다 이 피부를 가라앉히려면 필링을 해야 하나요?"

"피부 관리를 받을 시간이 없어서 주름이 더 깊은 것 같아요. 친구들은 다들 일주일에 몇 번 마사지도 받고 그러는데…. 오늘은 일부러 시간 내서 온 거예요. 보톡스가 필요할까요?"

"이것저것 좋다는 화장품은 다 써봤지만 전혀 소용이 없어요. 좋은 화장품 좀 추천해 주실래요?"

대부분의 사람들은 가장 간단하고 확실한 피부 관리는 일상 생활습관이라는 것을 잘 알지 못한다. 그리고 매체에서 선전하는 고가의 화장품이나 마사지 등의 외부적인 것만을 '피부 관리'라고 생각한다. 그런 특별한 관리만이 자신의 눈가 주름이나 잃어가는 탄력을 해결할 수 있는 답이라고 믿는 것이다.

하지만 피부는 스스로 자기의 상태를 정화하고 회복하는 능력이 있다. 여러 가지 환경적인 이유에 의해 그 능력이 떨어지고, 침입하는 오염균을 제대로 처리하지 못하여 피부의 상태가 악화되는 것이다. 그렇기 때문에 피부 스스로 면역능력과 재생능력을 찾을 수 있도록 하면 특별한 관리나 비싼 화장품은 필요 없다.

그렇게 하면 피부가 생기 있어질 뿐 아니라, 피부의 자연적인 노화속도를 늦추어 실제 나이보다 더 젊은 피부를 유지할 수 있게 해준다. 신체적으로나 정신적으로 피부가 힘을 받게 되면 30대가 넘어 40대 50대가 되더라도 20대의 건강한 피부로 살 수 있는 것이다.

물론 피부가 스스로 치유할 수 있는 상태를 넘어서 많이 손상되어 버렸거나 깊게 패인 주름, 혹은 심한 염증 같은 경우는 전문적인 관리가 필요하다. 하지만 솔직히 말해 우리 피부과를 찾은 환자의 50%는 외과적인 시술이 필요 없는 상태이다. 즉 자신의 피부에 문제가 있다고 생각하는 사람의 절반은 식습관이나 운동 같은 생활습관으로 피부가 제 능력을 찾을 수 있는 것이다.

이 책의 저자는 그러한 피부 관리의 원리를 7가지 프로그램으로 제시하였다.

그 프로그램의 원칙은 잘 먹고 잘 자고 즐겁게 사는 것. 누구나 바라는 이 같은 생활습관은 피부를 다른 무엇보다 가장 아름답게 만들어 주는 핵심이다. 물론 생활습관을 이렇게 고쳐가는 것은 쉽지는 않을 것이다. 혹은 '이거 뻔한 거 아니야'라고 생각하고 넘길지도 모른다.

하지만 이 책에서는 각 프로그램에서 좀더 간단하고 확실하게 피부에 도움이 되는 생활습관을 뽑아서 친절하게 제시하고 있다. 특히 여성의 호르몬 변화에 중심을 두어 그에 맞는 성분과 요소를 제대로 설명하고 있기 때문에 피부 관리에 아주 적합하다. 너무 욕심내지 않고 한 가지씩만 따라하면 된다. 나이 흔적 없는 20대 피부를 원하는 모든 여성에게 분명히 도움이 될 것이다. 지금 당장은 피부에 별 문제가 없다고 느끼더라도 역시 이 책을 권한다. 하루 10분의 작은 생활습관만으로 당신은 지금의 건강하고 아름다운 피부를 계속 유지할 수 있을 것이다.

강남 퓨어피부과 원장

정 혜 신

CONTENTS

1

피부 사랑하기

우리는 본인들이 직접 겪은 여러 가지 피부문제에 대한 사실 꽤 어려운 질문을 해 주신 여성들에게 이 책을 바친다. 그들을 비롯한 모든 여성들이 좀 더 확실한 정보에 바탕을 둔 선택을 하여 모두 매력적이고 아름다운 20대 피부가 되기를 바란다.

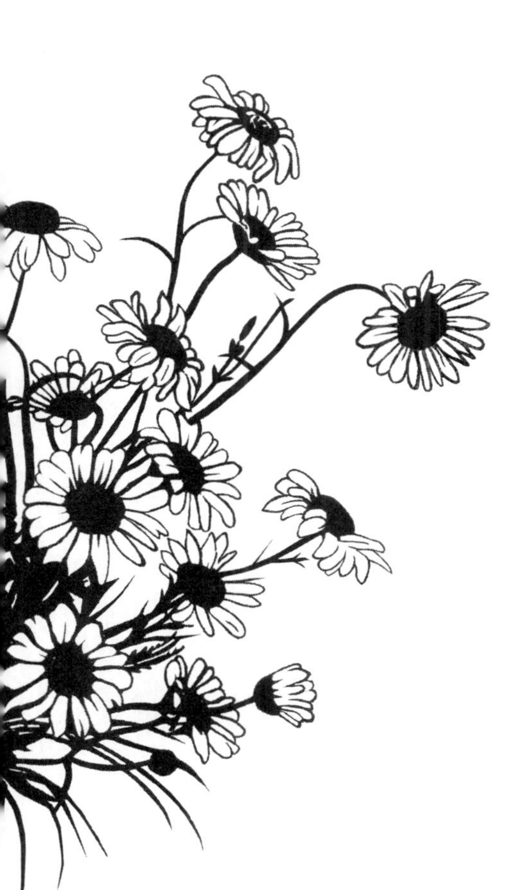

CHAPTER.1

20대 피부를 원하세요?

당신의 피부 습관은
어떠신가요?

피부 시계를 돌리자!

요즘 사람들이 가장 듣고 싶어하는 칭찬이 무엇인가?

"어머, 정말 젊어 보이시네요" 혹은 "와, 진짜 어려 보여요" 같은 말일 것이다. 남녀 할 것 없이 외모는 경쟁력이라고 말하며, 그에 따라 미용 상품이나 마사지, 피부관리 등에 대한 수요가 급증하였다. 현대의 미용 관련 비즈니스는 전 세계적으로 40조원 규모의 큰 시장이다.

현재 우리 사회는 무엇보다 건강에 대한 관심이 크며, 그 결과 우리 삶의 질과 수명은 많이 향상되었다. 1970년대 한국 여성의 평균수명은 65.6세였지만 2005년 통계는 81.9세다. 이렇게 평균 수명이 늘어났기 때문에 사람들은 그 시간을 더 '잘' 살고 싶어 한다. 재밌고 행복하게 살기 위해 사람들은 젊음의 시간을 늘리고자 하는 것이다. 사회적으로 명성을 얻거나 경제적으로 안정적인 삶을 사는 것만큼이나 우리는 활기차고 싱그러운 젊음을 원한다.

그러나 현실은 그렇지 못하다. 현대의 눈부신 과학의 힘으로도 나이가 드는 것은 어떻게 피할 수 없는 과정이다. 여러 가지 세포와 DNA에 관련된 연구 결과들이 발표되고 있지만 안타깝게도 노화자체를 완벽하게 막아주는 방법은 아직까지 발견되지 못했다.

게다가 우리는 이미 수십 년간 피부를 아무런 관심 없이 그대로 방치하다가, 이제 와서 갑자기 "젊은 피부를!" 하고 외치고 있는 중이다. 10년, 20년 전에 자외선에 노출되면 그것이 피부에 해로운 영향을 줄 거라고 누가 생각이나 했었나? 지금에 와서야 18세 이전에 노출된 자외선이 우리눈에 보이는 노화의 직접적 원인임이 밝혀졌다. 사실 자외선은 피부 노화를 일으키는 여러 가지 원인 중 80% 이상의 비중을 차지한다. 10대, 20대, 30대 동안 입었던 햇빛 손상에 다시 환경적 독성, 오염인자, 발암물질까지 더해져, 우리 사회의 젊은 여성과 중년 여성들의 피부가 그렇게 빨리 노화현상을 보이는 것이다. 예전에는 아무 걱정할 것 없던 20대가 주름을 걱정하고 있는 것을 보면 심각한 문제다.

이것은 매우 참담한 상황이지만, 오늘 내가 당신을 위해 희소식을 갖고 왔다. 수십 년간 제대로 관리를 하지 못해서 생긴 피부 시계를 완벽하게 되돌릴 수 있는 사람은 없다. 하지만 나는 모든 여성들이 생물학적 나이보다 더 젊어 보일 수 있다는 것을 안다. 물론 보톡스나 기타 수술 없이 말이다. 무슨 비법이라도 있나? 그렇다. 핵심은 이것이다.

매일 나를, 내 피부를 행복하게 만드는 것이다.

무슨 말인지 애매한가? 물론 그럴 것이다. 걱정하지 마라. 어떻게 피부를 호강시킬 것인가는 이제부터 구체적으로 알려주겠다. 섹시하고 젊은 피부가 원하는 것이 무엇인지 알려주겠다.

이 책을 통틀어 나는 오직 당신과 당신 가족에게 안전하면서도 최고의 효과를 낼 수 있는 것만을 제시할 것이다. 그런 면에서 당신이 30대이건, 40대이건, 50대이건, 60대이건, 아니면 더 나이가 들었더라도 상관없다. 지금 바로 자기 피부상태를 평가하고, 이를 바탕으로 젊고 섹시한 모습을 방해하는 피부 문제를 없애 나이를 역전시킬 수 있도록 당신에게 신뢰할 만한, 각 단계에 맞춘 지침을 전해주고자 한다.

나는 세상 모든 사람들이 궁극적으로 자기 피부를 바로 알고 스스로 가꿀 수 있는 자기 만의 방법을 찾아야 한다고 생각한다. 즉 각자의 연령대와 생활 습관, 피부 문제에 맞는 자기만의 피부관리 방법에 집중할 필요가 있다. 이 책은 당신에게 효과적인, 균형 잡힌 피부관리 접근방식을 결정할 때 필요한 여러 가지 정보와 수단을 제공할 것이다.

그리고 그것을 하나씩 실천하면 스스로 매력과 활력이 넘치는 느낌과 행복한 표정으로, 얼굴에서 싱싱한 젊음을 발산할 것이다. **약속한다!**

이렇게 젊어질 줄은 몰랐어요!

작은 행동 하나로 피부나이를 10살 젊게 만든 사례를 먼저 소개하겠다. 그녀는 현재도 꾸준히 우리의 피부관리 프로그램을 실천하고 있다.

피부까지 생기 있게

제니스는 36세의 날씬한 시민활동가이다. 그녀는 자신이 하는 일에 대한 만족도도 높고 활기찬 삶을 살고 있다. 하지만 그녀의 피부는 그렇지 못하다. 거울에 비친 자신의 모습을 보며 그녀는 자기가 10년은 더 늙어 보인다고 생각한다.

그녀는 스무 살에 대학에서 우연히 하나의 강의를 듣게 되었다. 그것은 고기를 먹는 것이 얼마나 잔인한 일이고, 동물을 길러 도축하는 것이 얼마나 비상식적인 일인가에 관한 것이었다. 제니스는 그 강의를 듣고 큰 충격을 받았다. 아무 생각 없이 먹었던 스테이크와 패스트푸드점의 햄버거가 새삼 무섭게 느껴졌다. 그리고 실험이라는 명목으로 수많은 동물들이 희생되는 것에 대해서도 큰 분노를 느끼게 되었다.

그때부터 제니스는 고기라고 하는 것은 입에도 대지 않았다. 현미, 선별한 몇 몇 과일과 채소 등으로 철저히 채식만 하면서 동물 권리 보호에 큰 관심을 갖고 열심히 활동하기 시작했다. 물론 그녀의 체중은 미달이었다. 그리고 주말마다 뜨거운 햇빛을 받으며 수족관에서 자원봉사도 했다. 그러던 그녀의 피부에 문제가 생기기 시작한 것은 20대 후반이었다.

"스물일곱에 여드름이 난 거예요. 사춘기에도 깨끗했던 피부에 말이죠. 처음에는 그냥 일시적이겠거니 생각하고 대수롭지 않게 넘겼어요. 그래서 처음에는 손으로 짜거나 화장품으로 감췄지요. 그런데 몇 주가 지나도 가라앉지 않고 더 심해지는 거예요. 이게 무슨 일인가 싶어서 세안도 열심히 하고 이것저것 여드름에 좋다는 것도 발라봤지만 소용이 없었어요."

그녀는 당시에 제대로 여드름 관리를 하지 않았다. 뭘 어떻게 해야 하는지 정확히 몰랐던 것이다. 그리고 그녀는 자신의 피부에 관심을 쏟기보다 자신이 하고 있는 시민운동에 더 힘을 썼다. 그런 그녀의 피부에는 이미 여드름 흉터가 깊이 패여 있었고, 영양부족으로 피부는 주름지고 탄력없이 늘어져 훨씬 나이가 들어 보였다.

"나는 그때까지도 다른 것에는 별 관심이 없었어요. 내 피부가 그다지 건강하지 않고 주름도 다른 친구들보다 심하고 피부색도 검게 그을렸다는 것을 알았지만, 내가 할 수 있는 일은 별로 없다고 생각했어요. 그리고 내심 '몸에 좋다는 채소만 먹는데 뭐' 하는 생각도 있었지요."

그러던 그녀는 어느 날 동물 실험을 하지 않는다는 화장품에 대한 기사를 보게 되었다. 그녀는 그 회사에 감사 이메일을 보냈다. 그녀가 이메일을 보낸 회사는 내가 운영하는 곳이었고, 그 일로 그녀와 인연이 닿게 되었다.

"이메일을 주고받다 보니 '한번 가서 내 피부가 나아질 수 있나 알아볼까?' 하는 생각이 들었어요. 그냥 가벼운 마음으로 이야기나 들어보면 괜찮겠다 싶었죠. 그래서 벤을 만났는데 그는 피부에 대해 무슨 이야기를 해주기보다 나에게 이것저것 물어보는 거예요. '식사는 어떻게 하나요? 운동을 좋아하시나 봐요? 잠자는 시간은 어때요?' 같은 것 말이에요. 나는 이상했지만 질문에 솔직히 대답했어요. 대답을 듣고 벤은 진지하게 이렇게 말했죠. '내가 가르쳐주는 대로 한번 따라해보겠어요?' 그래서 저는 무슨 말을 하려나 싶었죠. 그런데 아주 단순한 것이었어요.”

나는 그녀에게 우리가 앞으로 이야기할 ‘20대 피부 7단계 프로그램’에서 그녀에게 필요한 몇 가지를 알려주었다. 처음에 그녀는 그다지 열의를 보이지 않았다. 하지만 내가 피부 관리에 성공한 다른 사람의 모습을 보여주자 눈을 빛내며 한번 해보겠노라고 했다.

“저와 같은 나이인데도 10년은 더 젊어 보이는, 그 프로그램을 성공한 사람을 보고는 깜짝 놀랐어요. 내 모습을 다시 한 번 보게 됐지요. ‘나라고 왜 못해?’ 하는 오기가 생기더라고요. 물론 부러운 마음이 가장 컸지만요. 하지만 무엇인가를 한다고 해도 100% 나도 그 사람처럼 되리라고는 생각하지 않았어요.”

그런 마음으로 프로그램을 시작한 제니스는 1주가 지나서 조금씩 피부가 부드러워짐을 확인할 수 있었다. 힘이 없고 어두웠던 피부가 눈으로 봐도 확인할 수 있을 정도로 탄력이 생기기 시작했다.

“정말 신기했어요. 그리고 그제야 알게 되었지요. 내가 얼마나 나에게 무관심하고, 피부를 혹사했는지 말이에요. 할 수 있겠다는 자신감도 생겼죠.”

4주가 지나고 제니스는 패이기 시작했던 주름이 엷어지고 여드름이 가라앉았다. 가족과 친구들이 모두 그녀에게 피부관리를 어떻게 한거냐며 생기를 찾은 그녀의 피부를 칭찬했다.

“이제까지 나 아닌 다른 것에만 너무 신경을 쓰고 지냈어요. 이렇게 하겠다는 마음만으로도 얼마든지 나를 사랑하고, 많은 것을 바꿀 수 있는데 말이죠. 피부가 힘을 얻으니까 나도 힘을 얻어요. 옛날에는 거울에 비친 내 얼굴을 보면 왠지 짜증이 나서 고개를 돌려버리고 그저 일만 했는데, 지금은 거울을 보면 저절로 웃음이 나와요. 나를 사랑하게 되니 일도 더 재미있고 하루하루가 즐거워요.”

제니스의 이야기는 우리 프로그램에 대한 하나의 사례다.

제니스의 이야기처럼, 주름없는 섹시한 피부를 위해 당신이 해야 할 일은 단 하나다. 아름다운 피부를 만들겠다는 의지, 할 수 있다는 의지 그것뿐이다. 나머지 자세한 방법과 이유는 우리가 책임질 것이다.

나는 벤 카민스키이며 피부과 전문 약사이며 과학적인 성분을 바탕으로 한 화장품 기업 ‘B. 카민스, 케미스트’의 공동 설립자이자 오단 *Odan* 실험실의 소장이다. 나는 30여 년간 실험실에서 피부과 의사들이 피부를 치료하기 위해 내린 처방과 여러 병원에서 널리 사용되는 의약품 및 피부과 조제약 개발에 힘써 왔다. 또한 코스메슈티컬, 즉 약품과 같은 치료 효능이 있어 병원과 기존 화장품을 이어주는 일종의 다리 역할을 하는 약용화장품을 개발한다.

나와 동료 약사들은 피부관리 연구의 선두주자들이다. 그래서 우리는 신상품을 테스트하고, 새로운 조제품을 개발하여 그 정보를 당신이 만나는 의사들에게 전해준다. 그리고 그들은 나와 동료들의 도움으로 미용, 약용화장품, 피부관리 방면에서 최신 연구 내용을 새롭게 알게 되는 것이다.

내가 매일 하는 일이 바로 이것인데, 고객 바로 당신에게 직접 나의 연구결과를 밝히고 당신 피부에 엄청난 변화를 만들기 위해 어떤 성분, 어떤 방법, 그리고 어떤 생활 습관을 선택해야 하는지 그 진실을 알려줄 기회가 생겨 지금 몹시 흥분된다.

어떤가? 시작할 준비가 되었는가?

이제 당신이 당신을 사랑할 차례다.

내 피부는 몇 살이지?

피부는 당연히 나이를 먹는다. 하지만 정상적인 나이보다 훨씬 시계를 빨리 돌리는 것이 있다. 무작정 굶는 다이어트, 부족한 수면, 일광욕, 흡연은 아주 시계를 빨리 돌린다. 실제로 너무나 많은 사람들이 이런 생활습관으로 자기 피부에 나이를 한 살씩 더하고 있다.

당신은 실제 당신의 생물학적인 나이보다 젊은 피부일까? 아니면 오히려 더 늙은 피부일까?

실제로 아래의 물음에 답해 자기 피부 나이를 확인해보자.

[내 피부는 몇 살일까?]

당신 피부가 몇 살로 보이는지 알아보기 위해 '피부노화 체크리스트'를 점검보자. 아래의 체크리스트를 통해 조기 피부 노화를 유발할 수 있는 이유들을 확인할 수 있다. 그리고 그 사항이 당신에게 해당하면 1점, 무관하면 0점이다. 30가지의 이유를 모두 확인하고 마지막으로 그 점수를 모두 더하면 당신 피부 나이가 나온다.

해당 ㅣ 무관

1. 어머니가 나이보다 빨리 늙으셨다 ☐ ☐

2. 당뇨병, 갑상선 저하 등 만성 질병 ☐ ☐

3. 골다공증 ☐ ☐

4. 입으로 먹는 약물의 장기 복용 ☐ ☐

5. 정상적인 폐경 ☐ ☐

6. 40세 이전 외과적 수술에 의한 폐경 ☐ ☐

7. 여드름을 잘못 관리한 경험 □ □

8. 모공을 잘못 관리한 경험 □ □

9. 창백한 얼굴, 주근깨 피부 □ □

10. 모공이 작거나 검은 점이 있는 하얗고 깨끗한 피부 □ □

11. 35세 이전에 눈에 확 띌 정도의 잔주름과 주름살 □ □

12. 정상 체중의 10%를 넘어서는 비만 □ □

13. 정상체중보다 4.5kg 이상 체중 미달 □ □

14. 식사를 거르는 습관으로 칼로리가 지나치게 부족 □ □

15. 폭식 습관으로 4.5~9kg씩 몸무게가 들쭉날쭉 □ □

16. 과일과 채소가 부족한, 가공식품 식사가 잦음 □ □

17. 고지방 식사 □ □

18. 흡연자 □ □

19. 간접흡연 □ □

20. 과다 음주 □ □
    (지난 30일간 5번, 혹은 그 이상 음주)

21. 과다한 운동 경험 □ □

22. 운동하지 않고 가만히 앉아 있길 좋아하는 스타일 □ □

23. 과도한 스트레스 생활 □ □

24. 피부암이나 그 전 단계의 경험 □ □

25. 매일 밤 6시간 미만 수면 시간 □ □

26. 이전에 지나치게 햇빛을 쬐어 더 이상 선탠이 □ □
    불가능하거나 햇빛으로 인한 주근깨

27. 아동기, 청소년기를 포함한 20년 동안 물집이
   생길 정도로 햇볕에 탄 적이 있음 □ □

28. 어릴 때, 그리고 어른이 되어서도 자외선 차단제를
   바르지 않음 □ □

29. 인공적인 태닝을 자주 함 □ □

30. 목욕을 잘 하지 않고 보습제를 잘 바르지 않음 □ □

총점 :

이제 점수를 더하라.

21~30 : 당신의 나이에 10년을 더하라. 그것이 당신 피부 나이다.
이렇게 높은 점수는 당신이 지난 세월 피부를 방치한 대가다. 앞으로
소개할 '20대 피부 7가지 프로그램'으로 생활 습관을 바꾸고, 피부
를 나이 들어 보이게 하는 몇 가지 습관을 완전히 없애길 바란다.

14~20 : 실제 나이에 6년을 더하면 피부 나이가 나온다.
당신은 꽤 건강한 생활을 해왔으나 아직 집중해 바로잡을 생활 습관이
몇 가지 있다. 좀 더 젊어 보이는 피부를 위해 뭘 할 수 있을지 '20대
피부 7가지 프로그램'의 핵심사항, 특히 첫 번째 부터 네 번째까지를
잘 살펴보라.

6~13 : 실제 나이에 3년을 더하면 그게 당신 피부 나이다.

실제 나이와 피부 나이가 크게 다르지 않지만, 당신이 혹시 간과해 버린 중요한 생활습관이 있을 테니 마음을 놓지 마라. 매일 식사에서 과일과 채소를 늘려야 하는가? 지나치게 운동을 하고 있는가? 혹시 스트레스가 많다면, 당신이 성질을 마구 부리기고 싶어지기 전에 스트레스도 줄여야 한다. 7가지 프로그램 속에서 유용한 힌트를 찾아 당신 피부에 도움이 되도록 활용하길 바란다.

0~5 : 당신의 피부 나이는 실제 나이와 일치한다. 축하한다!

즉 당신 피부는 지난 몇 십 년간 당신이 택한 건강한 생활 습관을 반영하는 것이다. 자기 관리 방법에 있어 탁월한 선택을 했으니 계속 밀고 나가라. 그리고 시간을 내서 본인에게 건강한 사치를 부리면 여성들에게 흔히 나타나는 피부 문제와는 만날 일이 없을 것이다.

피부라는 것은

자, 그렇다면 왜 위와 같은 피부나이가 나오는지 설명하겠다.

먼저 피부가 무엇인지 잠시 이야기해보자. 피부는 우리 몸의 외부를 덮고 있는 하나의 기관이다. 외부의 열, 빛, 상처, 감염으로부터 내부 기관을 보호하는 것이다. 그래서 피부는 상처, 압력, 온도, 관절, 근육 위치 등 여러 다양한 자극에 매우 민감하다. 그것에 대처를 해야 하기 때문이다. 또한 피부는 체온을 조절하며 동시에 뼈와 이를 튼튼하게 하는 필수 요소인 수분, 지방, 비타민 D를 저장한다.

피부는 표피, 진피(피부), 피하(지방)라는 3가지 층으로 이루어진다. 표피 혹은 외피는 쓸리고 찢어지면 우리 눈으로도 그 변화를 볼 수 있다. 표피 세포의 약 95%는 새로운 피부 세포를 만드는 기능을 한다. 나머지 5%는 피부에 색을 주는 멜라닌을 형성한다. 나이가 들면 이 표피 세포의 교환이 점점 느려지는데, 50살이 되면 최대 30~50%까지 감소한다.

피부의 중간층 진피층에는 피부를 매끄럽게 해주고 보호해주는 천연 지방, 즉 피지를 분비하는 피지선이 있다. 그리고 혈관과 튼튼하고 탄력성 있는 단백질 섬유인 콜라겐과 엘라스틴이 포함되어 있다. 나이가 들면 진피층에는 자연적인 변화가 일어난다. 세포 수가 줄어들어 진피층은 점점 얇아지고 따라서 수분을 갖고 있는 기능이 떨어진다. 콜라겐과 엘라스틴이 탄력성을 잃으면 피부는 늘어지고 주름이 생기기 시작한다. 이런 변화를 맨 처음 확인할 수 있는 곳은 피부가 가장 약한 눈가다. 시간이 지나면 이마, 눈썹, 입, 목, 턱에 잔주름이 확실히 자리를 잡는다.

피하층은 피부의 가장 깊은 층으로 대부분 지방으로 이루어져 있다. 그래서 몸을 따뜻하게 유지하며 외부 상처로부터 몸을 보호한다. 나이가 들면서 특정 부위의 피하층이 점점 얇아지는데 특히 얼굴과 손, 정강이 부분이 그렇다. 이 지방층이 얇아짐에 따라 얼굴 피부는 포동포동한 지방성분이 사라져 주름살이 더욱더 두드러진다. 특히 팔과 손에 멍이 들거나 피부가 찢어질 가능성도 커진다.

면역세포 수가 줄어드는 것도 노화의 한 모습인데, 그러면 질병에 대항할 능력이 떨어진다. 나이가 들고 피부 면역이 떨어지면서 피부를 손으로 문지르는 것만으로 쉽게 염증이 생긴다.

이렇게 해서 당신의 피부는 노화하는 것이다.

피부와 나이

그렇다면 '시간'말고 당신 피부를 변하게 하는 것은 무엇이 있을까? 크게 2가지가 있다. 바로 선천적인 이유와 환경적인 이유이다.

선천적 이유 : 딸은 엄마를 닮는다

선천성, 유전성 노화는 20대 중반에 시작된다. 이 시기가 되면 콜라겐 생성이 느려지고 피부를 눌렀을 때 재빨리 제자리로 돌아가게 만드는 엘라스틴도 그 힘을 잃어간다. 당신의 유전적 시계는 이미 결정된 시간에 따라 이런 과정을 밟아나가는 것 같다. 왜냐하면 피부에 생기는 이런 변화는 몸의 다른 기관에서 일어나는 노화를 인식하는 때와 동시에 나타나기 때문이다. 그리고 이런 피부의 변화는 유전적인 성향이 강하다. 엄마가 주름이 깊다면 자신도 나이가 들어 주름이 깊을 가능성이 크다. 그리고 애석하게도 선천적 성향은 바꿀 수가 없다. 하지만 어머니, 할머니가 주름이 많고 탄력이 없는 피부라고 해서 아예 낙담해 버릴 필요는 없다. 유전자에 대한 연구가 진행중이기 때문이다.

잠깐! 피부 나이의 열쇠, 텔로미어

'늙었다.'

이 말을 들으면 무엇이 먼저 떠오르는가? 어쩌면 당신은 겉으로 보이는 주름살, 검버섯, 얇고 늘어진 피부를 연상할지 모르지만, 애초에 이런 변화는 그보다 훨씬 작은 세포 차원에서 발생한다. 피부 표피층은 스스로 새로운 조직이 생기는 우리 몸 안에 몇 안 되는 재생 조직이다. 이 재생조직에는 텔로머라제라는 단백질 효소가 들어있다. 이 효소는 유전자 정보가 저장되어 있는 DNA 다발인 염색체의 끝에서 성장을 조절한다.

텔로미어 *telomere*는 인간 염색체의 끝부분을 덮고 있는 특수 구조로, 염색체의 손상과 퇴화를 방지하는 데 도움을 준다. 텔로머라제는 바로 이 텔로미어 안에 들어 있는 효소이다.

현재 과학자들은 텔로미어가 노화에 결정적인 역할을 한다고 믿는다. 매회 세포가 분열할 때마다 세포의 텔로미어는 조금씩 짧아진다. 그러다 텔로미어가 너무 짧아져 분열하지 못할 때, 세포는 죽게 된다. 노화 관련 질병과 조기 노화 증후군을 보면 정상적인 경우보다 텔로미어가 짧아졌다는 특징이 드러난다. 즉 텔로미어는 세포 분열을 중단시키고 노화를 활성화시키는 등 우리 몸의 '생명 시계'와 같은 기능을 한다.

일부 전문가들은 텔로미어를 건강하게 유지할 수 있으면 염색체를 보호하게 될 것이고, 따라서 세포에 좀더 긴 생명력을 주고 노화 과정을 늦출 것이라고 말한다.

미국 텍사스 대학교 사우스 웨스턴 메디컬 센터의 과학자들은 연구를 통해 노화에 미치는 텔로머라제의 영향을 완전 제거한다면 세포의 생명과 분열능력을 유지하게 되므로, 피부 주름부터 몇몇 노화 관련 장애를 통제할 가능성이 있다고 생각한다. 어쩌면 심장 질환과 류머티즘성 관절염까지 통제가 가능할지 모른다.

또한 그들은 텔로머라제를 세포 염색체에 추가하면, 그 세포가 계속해서 분열을 하고 노화나 죽음의 징후를 보이지 않는다는 사실도 발견했다. 언젠가 이 작업은 세포의 죽음을 막고, 나이가 들면서 자연스럽게 퇴화하는 몸의 여러 기관의 기능을 보존시켜줄, 획기적인 의약품으로 이어질 수 있을 것이다.

그렇다면 이 사실은 당신의 피부에 어떤 의미를 주는가? 궁극적으로 당신 몸 안 텔로미어의 퇴화를 늦출 수 있다는 것이다. 이는 당신 피부의 생체 시계를 늦출 수 있다는 말이다. 정말 흥미진진한 말이 아닌가!

후천적 이유 : 당신이 바꿀 수 있는 피부 노화 범인

하지만 이 텔로머라제보다도 확실하고 직접적인 방법이 있다. 바로 후천적인 노화 요인을 제거하는 것이다. 선천적 이유와는 달리 환경적 노화는 여러 가지 지식과 노력으로 당신이 막을 수 있다. 그러면 당신이 통제할 수 있는 몇 가지 피부 노화 원인을 살펴보자.

대표적으로 노화를 부르는 후천적인 이유는 수년간 햇빛과 바람, 흡연, 중력, 그 외 여러 가지 이유로 인한 손상이다.

환경적 손상

햇빛, 바람, 그 외 것들이 얼굴 손상의 80% 이상을 일으킨다. 그 결과 깊은 주름과 주름살, 두꺼워진 피부, 변색, 심지어 피부암이라는 결과가 나타난다. 한국은 아직까지 피부암에 대한 위험이 크지 않지만, 해마다 미국에서는 130만 명 이상이 피부암 환자로 새롭게 진단을 받고 있다. 이는 미국인 중 50% 이상이 살다가 어느 순간 피부암에 걸린다고 추정할 수 있는 수치이다.

햇빛 하나만으로도 주근깨, 검버섯, 뻣뻣한 피부, 처진 피부, 햇빛 노출 피부에 생기는 두껍고 거친 종양 등의 원인이 된다. 이 사실을 주목하라. 이는 너무나 중요한 정보이며 피부에 드러나는 나이를 줄이거나 되돌리기 위해 당신이 할 수 있는 유용한 비결이기 때문이다.

환경적 손상이 어떻게 피부를 빨리 늙게 하는지 더 정확히 알고 싶은가? 그렇다면 얼굴 피부와 엉덩이 피부를 비교해보라. 적어도 대부분 우리의 엉덩이는 햇빛에 거의 노출되지 않기 때문에, 엉덩이 피부는 시간에 따른 변화만을 정직하게 보여준다. 반면 당신의 얼굴, 목, 가슴, 팔, 손은 모두 환경, 특히 자외선 노출로 인한 손상을 나타낸다. 따라서 아무것도 입지 않고 지나친 일광욕을 한 적이 없다면, 위의 비교는 원래 당신 피부 모습을 판단할 수 있는 유용한 기준이다.

생활습관

후천적 노화는 불규칙한 식사, 운동 중독, 지나친 음주, 수면 부족과 같은 생활 습관과 관련된다(앞으로 우리 프로그램을 통해 이 모든 것을 해결할 것이다).

흡연은 피부에 직접적인 영향을 끼쳐 두드러진 잔주름과 주름살을 남기고, 튀어나온 광대뼈, 잿빛의 시들시들한 피부, 반점으로 피부색을 변하게 만든다. 또한 흡연은 피부 표층 안의 혈관을 수축시켜 피부로 들어오는 혈액흐름을 방해한다. 또한 콜라겐 생성을 억제하고, 그 결과 표피를 지지하는 구조가 약해져 잔주름과 주름살이 생기고, 결국 피부는 정상적인 시기보다 일찍 늘어지기 시작한다. 뿐만 아니라 담배를 빨아들이기 위해 입술을 오므리는 것도 시간이 지남에 따라 잔주름과 영구적인 주름살의 원인이 된다.

특히 흡연과 햇빛 노출이 함께 이루어지면 부정적 시너지 효과가 발생한다. 즉 담배를 피우면서 동시에 오랫동안 햇빛에 노출된 사람들은 어느 한쪽에만 해당하는 사람보다 피부 손상이 더 악화된다는 뜻이다.

얼굴표정

찡그림, 곁눈질, 미소, 큰 소리로 웃는 것도 작은 근육의 수축을 가져와 시간이 지날수록 눈과 입술 주변에 주름을 만든다. 만약 엎드려 자거나 옆으로 누워 자는 습관이 있다면, 얼굴을 베개에 묻는 방법 때문에 영구적인 주름이나 주름살이 생길 가능성이 커질 수 있다. 피부 주름을 막고 싶다면 똑바로 누워 자길 바란다.

비록 당신은 유전자나 실제 나이에 대해서 통제할 수 있는 능력이 없지만, 후천적인 이유로 나타나는 다른 피부 손상에 대응하여 피부를 지켜낼 수는 있다. 만일 당신 피부가 후천적 노화의 결과로 손상되었다면, 우리의 매우 구체적인 전략으로 그 노화를 늦추고 몇 가지 손상을 되돌릴 수 있다. 물론 전문적인 부분치료도 함께 필요하다.

피부 노화와 관계된 후천적 이유

후천적이란 유전적이 요인이 아닌 모든 것을 말한다. 피부 노화에 영향을 주는 몇 가지 후천적 이유는 다음과 같다.

- 음식물   • 공기   • 물   • 자외선   • 건강과 질병 (스트레스 포함)

나의 피부 노화 위험 정도는?

이 장 맨 앞에서 당신은 피부 나이를 알아보는 체크리스트를 해봤다. 당신의 점수는 몇점인가? 이번에는 젊고 섹시한 피부를 위해 당신이 가장 확실하게 할 수 있는 것, 생활습관에 대해 자세히 말해보겠다.

체크리스트를 보면서 알았겠지만 결국 자신의 선택에 따라 피부 노화는 엄청나게 빨라지거나 혹은 늦춰질 수 있다. 예를 들어, 오랫동안 햇빛을 조심한 여성들은 동년배보다 몇년은 더 어려 보이는 경향이 있다. 마찬가지로 흡연하지 않고, 꾸준히 항산화 성분이 풍부한 과일과 채소로 가득 이루어진 건강 식단을 유지해온 여성들은 오랫동안 담배에 찌들고 가공된 패스트푸드를 먹어온 여성들보다 더욱 피부가 어려 보인다.

하워드는 미국 조지아 주 애틀랜타의 어느 여성 단체에 참가한 적이 있었는데, 거기서 쌍둥이 자매 메리 앤과 캐롤라인을 만났다. 둘은 50대라고 밝혔지만 메리 앤의 피부는 분명 동생보다 10년은 더 늙어 보였다. 그들과 피부 노화 위험 요인에 대해 이야기를 나누면서, 하워드는 똑같은 나이에, 같은 유전자를 물려받고도 왜 그들의 피부가 그렇게 달라 보였는지 확실히 알아냈다.

다음은 그들이 밝힌 자신들의 생활습관이다.

이것을 보면 메리 앤의 피부가 쌍둥이 자매보다 10년은 더 늙어 보였던 이유가 명백히 드러난다. 물론 유전자는 분명히 피부의 성격에 영향을 미친다. 그러나 대부분의 여성들에게는 환경과 생활 습관이 피부에서 주도권을 잡을 것이다. 다행히 그것은 지금 당장 알아채고 자신이 바꿀 수 있는 피부 노화의 원인이기도 하다.

메리 앤	캐롤라인
1. 30년 흡연자	1. 비흡연자
2. 오랜 기간 일광욕 경력	2. 햇빛 나는 바깥엔 거의 나가지 않음
3. 체중 미달	3. 정상 체중
4. 영양 불균형의 저칼로리 식사	4. 반채식주의자 (채소와 생선 일부)
5. 불면증	5. 매일 밤 7시간 수면
6. 2개의 종양세포 암종 제거	6. 피부암이나 종양 없음

하지만 우리 역시 알고 있다. 생활 습관을 바꾸는 것은 그렇게 만만한 일이 아니다. 그래서 나는 확실하면서도 간단한 〈20대 피부 7가지 프로그램〉을 개발하게 된 것이다.

20대 피부 7가지 프로그램

혹시 10대 시절부터 지금까지 똑같은 방법으로 피부관리를 하고 있는가? 아마 그럴 것이다. 혹시 매일 아침 거울 속에서 이제 나타나기 시작한 피부 노화의 증상을 보고 있는가? 아마 그럴 것이다. 혹시 당신이 옛날에 썼던 제품과 관리비결은 이제 더 이상 효과가 없는 것 같아 마음이 괴로운가? 역시 그럴 것 같다.

혹시 활기 있고 건강해 보이는 피부를 위해서라면 필사적으로 무엇이든 할 마음이 있는가? 아니, 어쩌면 온갖 비법이란 비법은 모조리 해 볼 마음이 있을 것이다.

섹시하고 젊어 보이는 피부를 갖는 일은 쓸데없는 헛수고가 아니다. 그것은 당신의 자존감에, 인간관계에, 직업에, 당신 삶의 모든 부분에 있어 아주 중요하다. 특히 이렇게 경쟁적이고 젊음을 최고로 치는 사회에서는 더욱 그렇다. 의식적으로나 무의식적으로나 우리는 얼굴과 외모로써 서로를 판단한다. 오늘날 여성들은 남들보다 혹은 또래보다 일찍 늙어 보이면 자존감을 상실하고 심지어 불안과 우울증을 겪는다. 노화된 피부 외모는 직장에서, 심지어 인간관계에서조차 직접적인 차별의 원인으로 작용한다.

그런 이유로 나는 젊은 피부의 중요성을 인식하는 게 무엇보다 중요하다고 생각한다. 따라서 건강하지 못한 피부가 당신 삶의 다른 부분에 영향을 미치기 전에, 하루 빨리 노화를 멈출 수 있는 적극적인 행동을 해야 하는 것이다.

여성들은 나이가 들어갈 걸 알고 있으면서도 늙어 보이는 것은 원치 않는다. 그러나 보톡스 같은 주사에 대한 완벽한 이해는 물론이거니와 신뢰할 만한 확실한 피부 관리 전략도 없이, 현재 여성들은 스스로 자기 피부를 위태로운 상태로 내몰고 있다. 그래서 어쩌면 앞으로 남은 인생을 차마 받아들이기 힘든 결과를 안고 살아가야 할지도 모른다.

그렇다면 당신은 어디에서 시작하겠는가? 인생 주기의 각 단계마다 피부를 이해하고 관리하는 합리적인 접근법은 매우 중요하다. 그래서 적절한 균형을 찾는 것, 즉 당신만의 고유한 피부관리 문제에 적용할 수 있고 스스로 건강을 개선하고 보호하는 데 적극적인 역할을 할 수

있도록 만들어주는 프로그램, 즉 신뢰할 수 있고, 주사바늘을 쓰지 않
는 프로그램이 바로 이 책의 목적이다.

그럼 이제 실제 프로그램으로 들어가자.

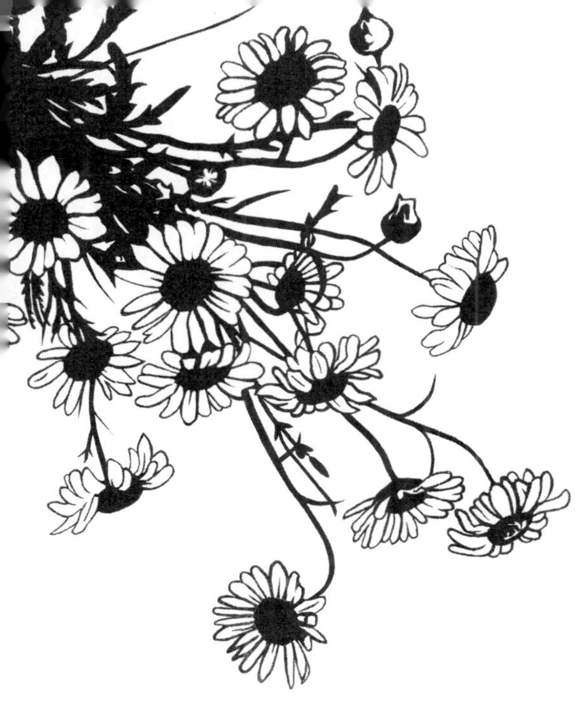

2

20대 피부 7가지 프로그램

이제 피부의 성질과 변화 원인을 알았으므로 실제 피부를 관리하는 방법을 배워볼 차례다.
섹시하고 젊게 피부를 가꾸기 위해서 당신이 해야 할 핵심적인 7가지 사항을 알아보자.
7가지라니, 너무 많아 보이는가? 안심하라
이 책은 당신이 할 수 없는 일에 대해 떠들어대지 않을 것이다.
나는 건강하고 젊어 보이는 피부를 만들기 위해
당신이 즐겁고 간편하게 할 수 있는 일에 대해서 말할 것이다.

CHAPTER.2

첫 번째

피부구세주 - 피토에스트로겐

피부 안팎으로
영양을 듬뿍 주라

"여자 나이 마흔 살이 넘어가면 엉덩이랑 얼굴 중에 하나만 선택해
야 하죠."

– 영화배우 자 자 가보르 *Zsa Zsa Gabor*

이것이 무엇을 말한다고 생각하는가? 물론 그녀의 말은 우리가 해결
하려고 하는 문제를 전부 말해주지는 않는다. 하지만 내가 여러 사람
들, 특히 더 젊고 섹시한 피부를 만드는 비법 때문에 찾아오는 여성들

에게 해주고 싶은 가장 중요한 것을 제대로 담고 있다. 건강을 유지하고 만성적인 질환을 예방하기 위해서 균형 잡힌 날씬한 몸매를 가꾸는 일은 매우 중요하다. 그러나 날씬함을 넘어 깡마른 몸매를 만드느라 몸에서 치유효과가 있는 영양소가 모두 빠져 나가버리면, 늙고 지친 얼굴이 되어 섹시함과는 거리가 먼 피부만이 남는다.

약용화장품 업계에 오래 있으면서 여성들이 마른 몸매를 위해 굶으면 결국엔 그 흔적이 얼굴에 남는 모습을 자주 봐왔다. 그 흔적이란 악건성 피부, 푹 들어간 눈과 홀쭉한 뺨, 잔주름, 깊은 주름살로 전체적으로 실제보다 늙어 보이는 것을 말한다. 우리 고객이었던 낸시 이야기를 해보자. 그녀는 '피부 나이를 돌리는'데 필요한 도움을 요청하기 위해 우리를 찾았다.

이렇게 날씬한데

낸시는 날씬하고 활달한 51세의 여성으로 고급 여성복 부티크를 운영하고 있다. 그녀는 지금도 30년 전 대학 시절과 똑같은 사이즈의 옷을 입는다는 사실에 뿌듯해했다.

"나는 아직도 55사이즈를 입어요."

하지만 오랜 세월 그 사이즈를 유지하기 위해 제대로 먹지 않다 보니 낸시의 피부는 그 대가를 치르고 있었다.

"몸은 이렇게 날씬한데 피부가 너무 좋지 않아요. 피부 속이 훤히 들여다보일 정도고 주름살도 깊게 패여 있어요."

그것은 피부를 받쳐줄 만한 피하 지방층이 거의 없는 상태이기 때문이었다.

게다가 그녀는 스포츠를 좋아하는 활동가였다. 스키광인 낸시는 겨울마다 스키장에 자주 갔지만, 평소 거의 얼굴이 타지 않았기 때문에 자외선 차단제를 바를 필요가 없다고 생각했다. 그 결과 최근 피부과에서 얼굴과 목, 팔에 자외선에 의한 피부손상 경고를 받았다. 귀와 이마에 있던 암 전단계의 피부종 2개는 제거해야 했다. 지난해에는 두 번이나 발목 골절을 입었다. 담당 정형외과 의사는 조기 골다공증이라는 진단을 내렸고 만약 식습관을 바꾸지 않는다면 골절의 위험이 더욱 커질 것이라고 말했다.

우리는 앞에서 피부를 빨리 늙게 하는 위험 요인에 대해 이미 논의했다. 그럼, 낸시의 조기 피부 노화 위험 요인을 검토해보자.

- 나이 : 51세 (폐경)
- 체중 미달
- 밥을 굶으며 체형 유지
- 흡연
- 자외선에 노출

이 위험 요인을 다 감안하여 더한다면, 낸시 피부는 생물학적 나이보다 적어도 10년은 더 늙어 보인다는 결론이 나온다. 낸시는 직접 20쪽에 있는 피부 나이 체크리스트를 풀었는데, 30점 중에 23점이 나왔다. 이는 실제 피부 나이가 51세가 아니라, 61세라는 뜻이다.

나는 낸시에게 몇 가지 식사만 바꾸어도 피부에 좋아질 것이며 햇빛, 담배, 기타 다른 이유 때문에 빨리 늙은 피부에 생기를 주는 데 도움이 될 거라고 설득했다. 그리고 담당 의사에게 가서 본인의 신장과 나이에 가장 적절한 몸무게를 물어보라고 말했다. 낸시는 뉴욕에 가서 금연을 돕기 위한 집단 치료 과정을 시작하겠노라고 다짐했다.

또한 나는 히알루론산, 요소, 젖산 나트륨, 스쿠알렌 , 글리세린, 바셀린, 피돌산, 바이오 메이플 화합물 같은 치유 성분이 들어 있는 피부관리 제품을 선택하도록 가르쳐줬다.

현재 낸시는 그 나이와 키에 맞는 정상 체중이 되었다. 그리고 그 사이에 잔주름과 주름살이 급격히 줄어든 사실에 감격하고 있다. 스스로 예전보다 더 젊고 섹시하며 생기 있는 사람이 되었다고 생각한다. 친구들과 동료들도 '새로 태어난' 그녀의 아름다운 피부를 보면 깜짝 놀란다고 한다.

날씬한 게 뭐가 문제지?

물론 날씬한 것은 좋다

문제는 필수성분을 공급하지 못하는 저칼로리 / 저단백질 식사다

대다수의 여성들이 살면서 한 번쯤 하루에 1,000 ~ 1,100 kcal 미만을 소비하는 저칼로리 식사를 한 적이 있다고 시인한다. 하지만 이렇게 빈약한 식사의 장기적인 결과는 무시무시하다. 오랫동안 칼로리 섭취를 제한하면 우리 몸은 충분한 단백질을 얻지 못해 결국 건강한 면역체계가 망가지게 된다.

면역체계란 우리 몸의 치유 체계이며 암을 포함한 여러 질환과 질병에 대항하는 자연 방어막이다. 그것의 주된 기능은 항체, 단백질, 특수 세포로 이루어진 복합적인 네트워크를 통해 우리 몸 자체 기관과 외부 침입세포 집단을 구별하는 일이다. 이 모든 세포가 맡은 임무는 단 하나, 몸에 침입한 외부 물질을 무슨 일이 있더라도 공격하고 파괴시킴으로써 우리 몸의 건강을 유지하는 일이다. 이 과정 중 어느 부분이 잘못되면 면역체계 자체가 본래 수행할 기능을 하지 못하여 그 결과 병에 걸린다. 피부로 치자면 지나치게 얇고 건조해지고 잔주름과 주름살이 생기며, 심지어 피부암으로 고통 받을 수도 있다.

낸시는 다이어트를 위해 단백질을 거의 먹지 않았으며 샐러드와 빵도 많이 먹어본 적이 없다고 했다. 하지만 단백질은 신체 조직을 만들고 복구하며 그리고 질병에 대항하는 일에 필수적인 요소다. 단백질이 부족한 식단은 몸의 피로, 허약 증세와 면역체계의 기능저하로 이어진다.

정상 성인의 일일 평균 단백질 필요량은 45~55g이다. 만약 몸이 아프거나 열이 나고 병이 있다면 훨씬 더 많이 필요하다. 이는 하루에 보통 닭 가슴살 같은 가벼운 조직의 고기 140~170g, 저지방 우유나 두유 2컵과 같은 양이다. 콩과 식물과 콩, 두부 같은 식물성 단백질은 적절히 균형 잡힌 식사의 한 부분으로써 동물성 단백질을 완벽하게 대체할 수 있다.

잘못된 식사 습관, 흡연, 체중미달이라는 과거 때문에 낸시는 결국 고통스런 발목 골절을 두 번이나 겪으면서 조기 골다공증이라는 결과를 얻었다. 낸시 나이의 여성이 골절로 조기 골다공증에 걸렸다는 얘기를 듣고 많이 놀랐을 테지만, 이는 충분히 가능한 일이다. 골다공증은 음주, 칼슘 결핍 식사, 흡연, 심지어 커피와 다이어트 콜라를 지나치게 마시면 피하기 힘든, 우리 생활 습관과 직결되어 발생하는 병이기 때문이다.

저칼로리 / 저단백질 식사나 지나친 운동 중독으로 저체중에 시달리는 여성들 중에 심할 경우 20대나 30대에 월경불순 즉, 무월경증을 겪는 사례가 흔히 있다. 뼈를 튼튼하게 유지하는 데는 에스트로겐이 중요한 역할을 하기 때문에 무월경증이 나타나면 조기 뼈 손실로 이어지거나 월경이 완전히 멈추는 조기 폐경으로 갈 수도 있다.

그렇다면 영양이 부족한 내 피부는? 아직까지 여드름이라니!

저단백질 식사가 피부에 주는 불쾌한 부작용은 바로 여드름이다. 최근 일부 연구결과에 따르면 단백질 함량을 낮춘 고가의 가공식품은 여드름 같은 피부 문제를 일으키는 원인이 될 수 있다고 한다. 성인 여드름은 20대, 30대, 40대 수많은 여성들에게 나타나는데 그 수가 점점 증가하는 추세다.

여드름이 서구 사회에서 흔한 증상인 반면에 비서구 사회에서는 드물다는 사실 때문에, 호주 멜버른 대학교의 RMIT 응용과학부 과학자들은 전형적인 서구 식단 중 특별히 여드름을 유발하는 음식이 있는지 의문을 제기했다. 서구의 전형적 식단은 감자, 흰 밀가루 빵, 파이처럼 혈당지수(GI)가 높은 음식이 많이 포함되어 있다. 육류, 닭고기, 생선, 콩 제품, 그 외 몇몇 채소 등 혈당지수가 낮은 음식은 혈당 상승이 적다. 반면 구운 감자나 녹말 음식, 디저트 식품 등 혈당지수가 높은 음식은 혈당의 급격한 상승을 일으켜 포도당과 내분비 기능에 영향을 끼친다. 엄격한 실험을 거친 후, 연구팀은 다음과 같이 결론 내렸다. 단백질 함량이 높은 음식 등 혈당지수가 낮은 식사를 하면 10대와 성인의 여드름을 유발하는 호르몬의 변동을 줄일 수 있다는 것이다.

최소의 투자로 최대의 효과

오랫동안 전문가들은 몸의 건강을 유지하기 위한 특별한 식단을 권장해왔다. 그래서 콜레스테롤 수치를 낮추고 싶다면 버터나 육류 섭취를 줄이라는 의사의 말을 사람들은 귀담아 듣는 편이다. 그러나 이제까지 의사들 역시 몸이 아닌 피부를 건강하고 나이가 들어 보이지 않도록 유지하는 데 필요한 음식이 무엇인지는 그다지 적극적으로 연구하지 않았다.

하지만 최근에 나온 몇몇 의학 연구를 통해서 특정 음식물과 면역 기능, 그리고 피부와의 강한 상관관계가 드러났다. 실제로 연구학자들은 어느 한 가지 영양소만 결핍되더라도 염증이 흔해지고 면역 반응이 바뀌며 세포가 파괴될 수 있다는 연구결과를 내놓았다. 또한 여러 과학적 연구 결과에 따르면 여드름과 같은 만성적 피부 손상 문제들은 직접적으로든, 간접적으로든 음식물과 관련 있다고 한다. 심지어 그다지 영양 결핍이 심하지 않은 경우에도 피부는 즉각적으로 반응을 보인다고 한다.

이것을 바꾸어 말하면 **식단에 조금만 변화를 주더라도 피부 외관에 상당한 결과를 얻을 수 있다는 것이다.**

그 때문에 나는 나를 찾는 고객들에게 식단을 바꾸는 일이 피부에 즉각적인 영향을 줄 수 있는 가장 쉽고도 효과 만점의 방법이라고 말한다. 앞서도 말했듯이 나는 모든 여성들이 현재 나이와 상관없이 최대한 젊어 보이고 실제로 그렇게 살 수 있다고 믿는다. 평생 동안 섹시하고 나이 흔적이 없는 피부를 누릴 수 있는 가장 효과적인 방법이 있으니, 바로 몸 안팎에 영양을 공급하고 면역 체계를 강화하여 그 상태를 꾸준히 잘 유지하는 일이다.

그렇다면 나는 아름다운 피부를 위해
무엇을 먹어야 하는가?

좋다, 이제 구체적으로 아름다운 피부를 만들기 위한 식품을 알아보자. 나는 피부에 꼭 필요한 영양소를 피부 구세주라 부른다. 가령, 비타민 C는 피부 속 콜라겐 형성에 필수 성분이다. 그리고 땅콩, 참치처럼 셀레늄이 풍부한 음식은 암 예방에 효과가 있다. 또 이 셀레늄은 여드름과 관련된 피부 염증을 줄이는 역할을 하기도 한다.

그런데 여기서 사람들이 맹목적으로 믿는 한 가지 속설, 바로 생선을 많이 섭취하면 피부에 좋다는 말은 잘못되었다는 것을 말해두겠다. 소위 피부관리 전문가들이 연어를 많이 먹으면 피부에 좋다고 말하는 것을 들은 적이 있을 것이다. 앞으로 알려드리겠지만, 생선에 포함된 오메가 3 지방산이 건강한 식단의 중요한 요소이긴 해도 연어나 참치, 기타 생선을 지나치게 많이 먹으면 오히려 건강에 손상을 줄 수 있는 수은, 다이옥신, 폴리염화비페닐(PCB) 같은 독성이 몸 안에 축적될 위험이 있다. 나는 당신의 식단에서 오메가3 지방산을 섭취할 수 있는, 좀 더 현명하고 안전한 방법을 제시할 것이다.

각 영양소의 개별 특성과 기능도 중요하지만, 실제로 면역 체계를 강화하여 햇빛손상을 예방하고 건강한 피부를 만드는 것은 모든 영양소 효능이 총체적으로 결합했을 때 가능하다. 그래서 이 장의 마지막에는 이 모든 정보를 모아서 각 영양소를 당신의 식단에 넣는 방법을 알 수 있도록 식단표를 제공할 것이다.

이제는 실제로 무엇이 피부를 구해주는 음식인지 알아보자.

ACTION TIP!

먹어라! 피부구세주

만약 예전부터 당신이 노화방지와 항산화 성분이 가득한 식품으로 꽉
찬, 매우 균형 잡힌 식사를 해왔다면 어쩌면 건강한 피부를 갖기 위해 식
단을 크게 바꿀 필요는 없을 것이다. 그러나 당신이 저칼로리/저단백질
식사, 가공 식품, 패스트푸드를 먹어왔다면 조직 재생과 콜라겐 강화, 피
부가 햇빛에 노출되어 손상되었을 때 생기는 활성 산소를 차단하는 데
꼭 필요한 영양소를 공급해야 한다. 이제부터 시작할 프로그램은 피부
와 몸에 영양을 공급하는 것으로 실제 효과가 증명된 바 있는 것이다.

피부구세주 1
검푸른 항산화제, 수퍼 딸기 세이크

햇빛에 손상된 피부를 어루만지는 항산화제

피부는 자연적으로 자외선이 주는 손상으로부터 스스로를 방어하기 위
해 과일과 야채, 기타 몇 가지 유형의 식품에 들어 있는 항산화제를 활
용한다. '산화'란 쉽게 생각하면 연료를 태울 때 나오는 연기나 찌꺼기
이다. 우리의 몸은 산소와 음식물의 영양소로 세포와 각 기관을 움직인
다. 그 과정에서 활성 산소 등 노폐물이 발생하는데 이것이 체내에 쌓
이면 여러 가지 문제를 일으킨다. 그래서 피부와 신체기관은 기본적으

로 이것을 처리하는 능력이 있다. 그러나 시간이 흐름에 따라 나이가 들수록 피부가 자외선에 반복적으로 노출되면서 정상적으로 피부를 보호하는 체내 천연 항산화제 성분, 즉 찌꺼기를 처리하는 성분이 고갈되는 것이다.

그 결과 활성 산소가 자체 화학 구조를 바꾸면서 세포 지질과 단백질, DNA와 미토콘드리아, 모든 조직의 기초 구성 단위를 공격한다. 이러한 공격을 꼼짝 못하게 만드는 것이 바로 항산화제이다. 항산화제는 우리 몸의 세포를 파괴하는 활성 산소를 무력하게 함으로써 노화 과정을 늦추고 면역을 키운다. 즉 손상된 신체 조직을 빨리 회복시키고, 피부를 젊게 유지하는 것이다. 그리고 이것은 몇몇 만성 질환의 위험을 감소시키기까지 한다.

노화와 피부손상을 방지하는 피부 구세주, 항산화제는 주로 검고 푸른 색의 식품에서 얻을 수 있다.

대표적인 성분과 식품을 소개하면 다음과 같다.

항산화제 피부 구세주들

피부 구세주 과일 : 산딸기, 크랜베리, 블랙베리

피부 구세주 채소 : 팥, 강낭콩

피부 구세주 견과류 : 호두, 헤이즐넛(개암)

피부 구세주 향신료 : 계피

이런 것도 추천 : 검정콩(black beans), 자두, 붉은 피망, 핑크 자몽, 양파, 백포도, 옥수수, 가지, 감자, 양배추, 상추, 바나나, 사과, 당근, 토마토, 배

비밀은 수퍼 딸기

블랙베리, 크랜베리, 체리, 라스베리 등의 흑자줏빛 과일들은 섹시하고 나이 흔적 없는 피부를 위해 꼭 필요한 강력한 피부 구세주들이다. 그 비결은 색깔에 있다. 식물과 파란빛을 뜻하는 두 개의 그리스어로 이루어진 안토시아닌 *anthocyanin*은 여러 가지 과일과 채소에 붉은빛, 자줏빛, 파란빛을 돌게 하는 색소이다.

여러 연구에 따르면 안토시아닌은 혈관벽을 튼튼하게 함으로써 체내 질병 예방을 하는 데 중요한 역할을 한다. 이 성분은 눈을 건강하게 하는 모세혈관까지 가는 혈액 흐름을 개선하고, 동시에 더 큰 혈관들로 이어지는 흐름도 좋게 하여 몸 전체의 혈액 순환을 원활히 하는 데 도움을 준다. 그리고 이 식품들은 연결 조직의 주성분이자, 피부 구조의 기초인 콜라겐을 튼튼하게 한다.

수퍼 딸기들 : 블랙베리, 블루베리, 크랜베리, 체리, 라스베리

특별히 만든 이 셰이크 음료로 매일 프로그램을 시작하기를 권한다. 나는 많은 여성들과 논의한 결과, 그들 대부분 회사 일부터 집안일까지 여러 가지 일을 하느라 바빠서 피부 노화를 위한 핵심 영양소를 단 한 가지 음식으로 통합해야 한다는 사실을 깨달았다.

그래서 우리는 섹시하고 나이 흔적 없는 피부에 꼭 필요한 영양소를 제공하는 한 잔의 셰이크 만드는 법을 소개한다. 이것을 최우선으로 하고, 그런 다음에 자기에게 맞는 피부 회복 메뉴를 만들어 식단에 추가하면 좋다.

수퍼 딸기 셰이크를 매일 마셔라

매일 아침 수퍼 딸기 셰이크 한 잔으로 시작하라. 이 셰이크는 피부를 보호하고 치유한다고 증명된 필수 영양소 함량이 높다. 뿐만 아니라 깜짝 놀랄 정도로 많은 단백질, 복합 탄수화물, '좋은' 지방, 식물 에스트로겐이 들어 있으며, 그 외 핵심 영양소도 공급해 줄 것이다. 우리의 프로그램은 약제법을 잘 알고 있는 경험 많고 제대로 교육 받은 피부과 약사들이 만든 것이다. 그러므로 칼로리를 넘지 않으면서도 피부 재생에 꼭 필요한 정확한 영양소와 정량으로 셰이크를 제조한 것이다.

재료

• 칼슘강화 두유 1/2컵 (두유는 식물성 에스트로겐, 칼슘, 마그네슘, 인, 구리, 셀레늄이 풍부하고 비타민 A, B12, 망간의 좋은 공급원이다)

• 무지방 요구르트 1/2컵 – 요구르트는 단백질, 비타민 B12, 비타민 B5, 칼륨, 아연이 풍부하다. 그리고 비타민 B2(리보플라빈), 칼슘, 인의 좋은 공급원이다.

• 냉동 혹은 신선 수퍼 딸기 1컵 – 블랙베리, 블랙 라스베리, 블루베리, 라스베리, 딸기, 체리 중에서 좋아하는 것을 무작위 혼합하여 사용하라. 씨를 빼고 1컵으로 맞추면 된다. 항산화 성분이 풍부하며 엽산, 마그네슘, 포타시움, 구리, 섬유질, 비타민 C, 비타민 K, 망간도 많이 들어 있다.

• 저미거나 으깬 파인애플 1/2컵(천연으로 짜낸 것) – 파인애플은 비타민 C 와 비타민 B1 (티아민) 의 함량이 높다. 또한 염증을 줄이는 핵심 효소인 브로멜라인 *bromelain* 이 들어 있다.

• 바나나 1/2개 - 바나나는 섬유질, 칼륨, 비타민 C, 망간, 비타민 B6가
풍부하다.
• 아마유 *flax oil* 나 갓 빻은 아마씨 1큰술 - 아마씨나 아마유는 알파리
놀렌산의 특급 공급원으로, 오메가 3 지방산 식물판이라 부를 만하다.
아마는 마그네슘, 인, 구리, 티아민, 망간이 풍부하다.
• 각얼음 2개 - 모든 재료를 믹서기에 넣어 연하고 부드러워질 때까지
갈아라.

매일 식사대용으로 먹으면 좋다. 평소에 즐겨 먹는 다른 음식에 곁들여
하루에 필요한 영양분을 완전히 채울 수 있는 목록은 뒤에 더 제시할
것이다. 단 섭취하는 칼로리를 기억하여 지방을 과다 섭취하지 말자.
당신이 지금까지 먹어 온 음식물과 현재 선택한 식품을 평가하기 위해
영양사와 상담하면 더욱 좋다. 그러면 자신의 건강과 나이 흔적 없는
피부에 꼭 필요한 영양소를 확실하게 알 수 있을 것이다.

피부구세주 2
칼슘과 비타민D, 칼슘

피부를 잡아주는 뼈

체내 가장 풍부한 미네랄인 칼슘은 나이 흔적 없는 피부를 만드는 데
결정적인 역할을 하며, 뼈와 이를 튼튼하게 유지한다. 그러니 체내 칼
슘이 부족해지지 않도록 매일 칼슘을 보충해주어야 한다. 성인의 하루

칼슘 권장량은 약 700~800mg이지만 보통 성인들은 권장량의 70% 정도만을 섭취하고 있다. 사실 한국인에게 가장 부족한 영양소가 바로 칼슘이다.

나이가 들수록 뼈가 약해져서 골절 위험이 증가한다는 것은 사실이다. 하지만 뼈는 골격과 피부를 단단히 잡아주는 역할을 한다. 이런 뼈가 약하고 흔들리면, 피부 역시 힘없이 처지게 된다. 그렇기 때문에 피부를 위해서라도 건강한 뼈는 중요하다. 그리고 다들 알다시피 뼈를 위해서는 칼슘을 먹어야 한다.

어떻게 먹을 것인가?

일반적으로 식이성 칼슘(음식물에 포함된 칼슘)은 날마다 칼슘이 풍부한 음식을 3~4회만 먹더라도 권장량을 채울 수 있다. 우유, 치즈, 요구르트 같은 저지방 유제품은 훌륭한 칼슘 공급원이며 거기에다 칼슘 소화를 촉진하는 유당(lactose) 성분이 들어 있어 부가 효능까지 볼 수 있다.

그 외 칼슘 공급원으로는 뼈 있는 연어, 정어리, 칼슘이 풍부한 주스와 기타 식품, 콩제품이 있다. 약품이 아닌 음식을 통해 칼슘을 섭취하면 그 안에 다른 비타민과 미네랄도 들어 있기 때문에 기왕이면 완전한 식품으로 먹는 것이 좋다. 또 탄산칼슘이나 구연산으로 만든 천연 보조식품으로도 하루 칼슘 필요량을 채울 수 있다.

우리 몸은 한번에 칼슘 500~600mg만 흡수할 수 있기 때문에, 총 권장량을 여러 번 나누어 먹는 게 좋다.

남성	권장량 mg / 1일	여성	권장량 mg / 1일
10대 남성	900	10대 여성	800
20대 이상 남성	700	20~40대 여성	700
		폐경기	800

● 칼슘 섭취 권장량 ●

지금 식이요법중인가? 그렇다면 칼슘이 많고 대신 칼로리는 적은 식품이 아주 많으니 다음 예를 살펴보기 바란다.

식품명	칼슘 함유량	열 량
저지방, 칼슘 강화 우유 1컵	500mg	80kcal
지방을 빼지 않은 요구르트 1컵	450mg	80kcal
1% 유지방 요구르트 1컵	450mg	90kcal
저지방 우유 1컵	300mg	80kcal
황산칼슘이 든 강화 두유 1컵	300mg	80kcal
칼슐 강화 오렌지 주스 1컵	300mg	109kcal
저지방(1%) 초콜릿 우유	300mg	110kcal
저지방(2%) 치즈 한 조각	250mg	55kcal
조리한 대두 1컵	175mg	300kcal
데친 브로콜리 1컵	145mg	50kcal

● 저칼로리, 고칼슘 식품을 눈여겨보라 ●

칼로리가 조절된 식단에서 칼슘이 풍부한 유제품을 추가하면 체중 감량을 촉진한다는 연구 결과가 발표되었다. 이 사실만으로도 날마다 저지방 우유를 더 많이 마셔야 하는 새로운 자극이 되지 않는가? 더욱 튼튼한 뼈, 더 젊어 보이는 피부에 체중관리까지 해준다니 말이다.

매일 비타민 D를 섭취하라

폐경기에 에스트로겐이 감소하면서 몸에서 만들어내는 비타민 D의 양도 저절로 줄어든다. 필수 비타민 D는 뼈 발달(뼈 손실) 과정에서 칼슘, 인, 마그네슘의 장내 흡수를 조절하는 중요한 역할을 한다. 그 외에도 비타민 D는 갑상선 기능을 정상적으로 유지하는 기능도 한다. 전문가들은 50세 이상의 남녀 성인에게 1년에 비타민 D 800 IU(International Unit : 비타민 량 효과측정용 국제단위)를 섭취하라고 권한다.
단 천연 보조식품을 추가하거나 평소에 먹는 보조식품 섭취량을 늘리고 싶다면 앞서 살펴본대로 그 전에 의사와 상의하는 게 가장 확실하다.

식 품	비타민 D (IU)
가자미 (75g)	680
연어 (통조림 1/4컵)	400
참치 (통조림 1/4컵)	130
우유 (1컵)	100
무지방 요쿠르트 (150g)	80

●비타민 D 함유량●

콩은 피부만이 아니라 암까지 예방한다

피토에스트로겐(식물성에스트로겐)과 섹시하고 나이 흔적 없는 피부

피토에스트로겐이란 체내에서 에스트로겐과 같은 효과를 주는 식물성 에스트로겐을 말한다. 이 성분은 콩에 많은데, 콩에 들어 있는 성분인 제니스테인 *genistein* 은 피토에스트로겐, 즉 체내에서 에스트로겐과 같은 효과를 주는 식물성 에스트로겐으로 분류된다. 연구학자들은 동물 연구를 통해 제니스테인이 강화된 물을 마신 동물들의 암 발병이 상당히 줄어든다는 사실을 발견하였다.

성인 여성을 대상으로 한 유방암 발병에 관한 연구에서도 하루 55g이상의 콩을 섭취한 여성들이 20g 이하를 섭취하는 여성들보다 유방암 발병률이 절반 정도 낮은 것으로 나타났다. 피부학 실험에서도 제니스테인은 자외선으로 유발된 피부암을 억제시키며, 특히 자외선에 의한 피부 화상을 줄여준다는 사실이 밝혀졌다.

뿐만아니라 골다공증 연구에서는 콩의 여러 성분이 에스트로겐과 유사한 작용을 하여 동물의 뼈 손실을 억제시키는 것으로 나타났다. 일본에서 행한 어느 연구를 통해 두부, 두유, 콩 등 다수의 콩 제품을 섭취한 갱년기 여성은 전혀 섭취하지 않은 여성들에 비해 뼈 밀도가 상당히 높은 것으로 드러났다. 앞서 말한 것처럼 강한 뼈는 피부를 탄탄하게 당겨주어 처지고 늘어나는 것을 막아주는 데 꼭 필요하다.

섹시하고 나이 흔적 없는 피부를 위해서라면 이제 하루에 1회 콩, 칼슘

강화 두유, 콩 치즈, 두부 50g 이상 먹겠다고 목표를 정하라. 그리고 슈퍼마켓 냉동식품 코너에서 파는 잡다한 고기 덩어리에 불과한 햄버거, 소시지, 베이컨 대신에 피부를 탱탱하게 만들고 맛도 좋은 다양한 콩 제품을 추천한다. 그것만으로도 피부 건강에 급격한 변화를 가져올 수 있다.

식물 테라피는 어떨까?

나는 여러 가지 식물(허브) 테라피가 일부 여성들에게 활력과 전반적인 에너지를 증가시키는 데 도움이 된다는 사실을 알아냈다. 다음을 참고하라.

가시오가피 – 가시오가피는 수 천년동안 중국 전통 의학과 러시아 지역에서 널리 쓰였는데, 에너지와 활력을 불어넣어준다는 사실이 증명되었다. 이는 스태미너와 지구력을 향상시키고 스트레스로 인한 질병으로부터 우리 몸의 체계를 보호한다.

쇠뜨기(공방초, 마초, 필두엽 horsetail) – 쇠뜨기에는 콜라겐과 엘라스틴의 바이오합성에 필수적인 바이오미네랄인 망간, 마그네슘, 철, 구리가 들어 있다. 또한 실리콘, 실리콘 원소를 함유한 규산이 들어 있는데 이는 건강한 조직과 피부, 머리, 손톱, 이, 뼈, 힘줄, 인대를 포함한 우리 몸 기관을 이루는 핵심 성분이다. 연결 조직이 퇴화되면 주로 노화 과정과 관련되기 때문에, 이를 막아주는 실리콘은 노화 방지 물질 역할을 한다. 쇠뜨기는 규소를 비롯해 미네랄 함량이 높기 때문에 뼈와 연결 조직을 강화하는 데 유용하며 골다공증 예방에도 도움을 준다.

홍삼엽(붉은토끼풀, 금화채 red clover) — 홍삼엽 추출물은 체내에서 일부 에스트로겐과 같은 작용을 하는 **바이오카닌 A** *biocanin A*, **포모노네틴** *formononetin*, **제니스테인, 다이드제인** *daidzein* 등 4가지 식물성 에스트로겐 성분을 함유하고 있다. 홍삼엽 이소플라본은 주로 폐경기 증상을 관리하는 데 쓰이는데, 폐경기 몸에서 나는 열을 일부 가라앉히며 폐경 이후 여성들의 전반적인 건강에 도움을 준다.

주의! 식물 보조식품을 먹기 전에는 의사와 상담하라

만약 식물(허브) 보조식품을 먹으려 한다면, 안전하게 섭취하기 위해 반드시 의사나 약사, 영양사와 부작용에 대해 이야기를 나누어야 한다. 임산부, 아동, 노인, 면역 체계에 문제가 있는 환자는 식물 테라피가 위험하기 때문이다. 더구나 일부 식물은 진정 효과나 혈액 농도를 묽게 하는 특성을 갖고 있어서, 이미 처방 받은 약과 상극을 이룰 수도 있다. 그리고 그 외 다른 식물은 다량 섭취했을 경우 위경련을 일으킬 가능성도 있다.

떫지 않은 녹차 만들기

녹차가 피부에 주는 이익은 이미 널리 여러 연구를 통해 과학적으로 증명이 되고 있다.

녹차, 백차(white tea), 홍차는 천연 항산화제인 플라보노이드가 아주 풍부한 식품이다. 플라보노이드는 인체에 좋은 작용을 하는 식물 화합물이다. 최근 몇몇 연구에 따르면, 차 안에 든 항산화제가 여러 과일과 채소 안의 성분보다 훨씬 더 강력하며, 피부암을 비롯해 여러 가지 암을 예방하는 기능이 있다고 한다.

과학자들은 차 한 잔만 마셔도 혈액 내 전체 항산화 작용이 증가된다는 사실을 알아냈다. 저명한 〈피부학 문서〉 저널에 게재된 연구에 의하면, 하루에 우롱차를 3잔 마신 것만으로도 연구 참여자 절반 이상의 습진 증상이 사라졌다고 한다.

종합적으로 볼 때, 차 중에서도 녹차가 한 잔 당 가장 많은 폴리페놀을 함유하고 있어 자외선으로 인한 피부암 예방에 도움이 된다고 한다. 폴리페놀은 식물에 푸른 색을 띄게 하는 강력한 항산화제이다.

그런데 마시고 싶지만 떫고 입맛에 맞지 않는다고? 미각을 만족시키는 녹차만들기를 알려주겠다. 바로 매일 마실 수 있는 '피부 구세주 녹차'다. 이 맛있는 음료는 냉장고에 넣어두거나 보온병에 넣어 다닐 수도 있다. 그래서 갈증이 날 때 설탕과 카페인이 많이 든 음료 대신에 마시면 촉촉하고 섹시한 피부를 만들 수 있다.

재료

• 갓 우려낸 녹차 3컵 - 차 폴리페놀은 자외선으로 인한 피부암에 맞서는 탁월한 화학적 예방성분이다.

• 신선 수퍼 딸기 2컵 - 야생 블루베리, 블랙베리, 라스베리, 블랙 라스베리, 아카이, 딸기, 체리 등을 씨를 빼고 무작위 혼합하여 이용하라.

• 파인애플 주스 1컵

• 사이다나 소다수가 있으면 더 좋음.

차를 우려내고 티백을 빼라. 큰 주전자 안에 우려낸 차와 딸기, 파인애플 주스를 섞어 냉장고에 넣어 차게 하라. 마실 땐 긴 유리잔에 차가워진 음료 1컵을 부어라. 안에 든 딸기는 스푼으로 여러 번 떠내 건지고 기호에 따라 소다수를 부으면 된다.

자, 이제 피부구세주 주스를 즐겨라. 커피나 차, 탄산음료는 치워버리고 이 천연 수퍼 과일 주스를 맛있게 마시길 바란다.

피부가 원하는 영양소

영양공급이 당신에게 의미하는 것은 무엇인가?

'영양공급'의 중요한 목표는 면역 체계를 강하게 만들고, 햇빛에 의한 피부 손상과 활성산소로 인한 세포 변화로부터 우리 몸을 지키는 것이다. 과학적 연구를 통해 음식물의 특정 영양소가 다른 무엇보다 건강하고 나이 흔적 없는 피부를 만드는 열쇠라는 것이 밝혀졌다. 나와 나의 연구진들의 권장사항과 더불어 당신에게 필요한 특정 식품을 검토한다면 건강한 음식을 먹을수록 당신의 모습도 아름다워질 것이다.

한가지 오해해서는 안될 것이 있다. 피부에 좋은 음식만 먹는다고 생각하지 마라. 여러 다른 피부관리 저자들이 뭐라고 하던 그들과 달리, 우리는 비타민을 섭취하는 것과 건강 식단으로 몸에 영양을 공급해야 하는 것은 서로 별개의 문제로 본다. 즉 비타민 섭취만이 필요한 것이 아니라, 완전식품의 형태로 완벽한 영양소를 얻어야 한다는 뜻이다.

식단에 특정 비타민과 미네랄이 부족한가?

1. '하루에 한 알'이면 되는 복합 비타민을 섭취하라.

2. 당신이 가임기 여성일 경우, 그 복합비타민에 적어도 하루 엽산 섭취량 $400\mu g$(마이크로그램)이 들어 있는지 확인하라.

3. 당신의 나이와 단계에 맞는 기준을 충족시킬 수 있도록 칼슘을 추가하라. 51쪽에서 말한 정량을 참고하라.

4. 당신이 섭취하는 비타민 D의 양이 뼈 강도를 강화시키는 데 적절한지 의사와 상담하라. 만약 당신이 채식주의자거나 채식을 선호하는 사람이면, 충분한 비타민 B12를 섭취하기 어렵다. 그러니 보조식품에 관련하여 의사와 상담하라.

5. 필수 지방산 보조 식품을 추가하라. 오메가 3 지방산이나 어유, 아마씨유, 달맞이꽃유 등이 있다. 보조식품 라벨에 적힌 용량 지시를 따르고, 안전을 위해 서늘하고 직사광선이 들지 않는 곳에 보관하라.

어느 무엇에서건 가장 중요한 것은 균형이다. 피부는 몸을 감싸는 보호막이다. 몸에 충분한 영양이 채워지지 않으면 보호막도 영양실조로 탄력을 잃어버리는 것이다. 다시 말해 몸이 건강해야 피부도 건강한 것이다. 그래서 이번에는 몸에 꼭 필요한 영양소를 섭취하는 방법을 알려주겠다.

적포도주 – 새로 나온 몇몇 연구에 따르면, 적포도의 껍질에 들어 있는 천연 화합물인 트랜스 레스베라트롤*trans-resveratrol*이 강력한 항산화제임이 드러났다. 이는 비타민 E보다 훨씬 더 강력한 것이다. 그래서 적포도의 이 항산화 성분에 화학적 예방 물질과 심장병 예방 특성이 있다는 결론을 내렸다.

사과 – 케르세틴*quercetin*은 사과에 든 가장 풍부한 플라보노이드 중의 하나로써 항염증, 항산화 작용을 한다. 〈제약 연구 문서〉 2005년 10월호 저널에 게재된 연구결과에 따르면, 케르세틴은 피부 노화에 대응할 만한 치료 성분이 들어 있다고 한다.

그 밖의 영양소

●베타카로틴– 베타카로틴은 체내에서 비타민 A로 전환된다. 이 항산화제는 질병을 물리치는 데 도움이 되며 시력과 뼈 성장에도 중요하다. 살구, 브로콜리, 당근, 케일, 파파야, 복숭아, 호박, 시금치, 고구마, 토마토 같은 어두운 색깔의 과일과 채소에 많이 들어 있다.

• 셀레늄 – 이 미네랄은 독성으로부터 세포를 보호하는 역할을 하며 면역 기능에 결정적으로 중요하다. 셀레늄이 많이 들어 있는 식품은 땅콩, 호두, 치즈, 달걀, 농축 곡물 식품, 육류, 해산물 등이다. 섭취 권장량은 성인 여성 기준 55mg 이다.

• 비타민 C – 오랜 세월 과학자들은 한결같이 비타민 C는 피부 콜라겐을 유지하는데 도움을 주어 더욱 탱탱한 피부를 가꿔준다고 말한다. 또한 비타민 C는 활성산소를 제거하여 그것이 DNA에 끼칠 손상을 미리 막아준다. 그리고 염증을 조절하고, 상처를 치유하고 질병을 물리치는데 도움이 된다. 평소 일상 식단에 비타민 C가 들어 있는 완전식품으로는 브로콜리, 멜론, 오렌지, 포도, 감귤, 키위, 고추/후추, 감자, 딸기, 토마토, 블루베리 등이 있다.

• 비타민 E – 비타민 E는 세포막 보존에 중요하다. 병후 회복과 근육 세포 성장을 포함해 체내 여러 가지 신진대사 과정이 건강한 세포막에 달려있기 때문이다. 아몬드, 바닷가재, 옥수수유, 홍화씨유, 연어, 헤이즐넛, 해바라기씨에 비타민 E가 많으므로, 식단에 추가시키면 몇몇 질병의 발병진행을 늦추고 면역 반응을 증강하는 데 도움이 될 것이다.

• 아연 – 아연은 항산화 효과가 있어 우리 몸이 질병에 저항하고 조직 재생을 하는 데 매우 중요하다. 그러나 다량의 아연 복용은 독성을 일으켜 면역 기능을 억압할 수 있으니 조심하라. 당신에게 맞는 복용량을 정하려면 의사와 상의하는 게 가장 좋다. 아연이 많은 식품으로 해산물, 달걀, 육류, 전곡, 맥아, 땅콩, 견과류 등이 있다.

필수 식품 리스트

식료품을 사러 가면, 먼저 신선 식품이 있는 진열대에 오래 머물러라. 포장 상품이 주로 쌓여 있는 진열된 상품이나 내부 복도 쪽은 피해 다녀라. 눈에 보이면 사고 싶어지기 때문이다. 주방에 꼭 갖춰 놓고 있어야 할 권장 품목은 다음과 같다.

[식단 리스트]

저지방 우유, 요구르트, 치즈

달걀이나 달걀 대체품

쇠고기나 돼지고기 살코기, 껍질을 벗긴 닭고기와 칠면조 고기

쇠고기 : 지방이 말끔히 제거된 것이 좋다. 홍두깨살, 채끝살, 치마 양지살, 안심, 구이용(갈비, 장정육, 우둔살), 갈은 쇠고기

돼지고기 : 돼지고기 살코기, 햄 통조림, 안심, 등심

가금류 : 닭고기와 칠면조 고기(껍질 없는 살코기)

콩 제품 : 된장 / 육류 유사물 (콩 단백질, 흔히 콩고기) / 대두 / 콩가루 / 두유 / 두부

어패류(생선은 주당 2회 섭취로 제한) : 멸치 / 청어 / 고등어 / 정어리 / 등 푸른 생선류 / 참치

신선 / 냉동 채소 : 콩 / 브로콜리 / 양배추, 적양배추 / 당근 / 샐러리 / 오이 /

가지 / 다양한 상추류 / 버섯 / 양파 / 완두콩 / 고추, 피망 / 시금치 / 호박 (여름, 겨울 산물)

신선 / 냉동 과일 : 사과 / 살구 / 아보카도 / 바나나 / 자몽 / 키위 / 레몬 / 라임 / 망고 / 오렌지 / 파인애플 / 석류 / 감귤 / 토마토

신선 / 냉동 수퍼 딸기 : 블랙베리 / 라스베리 / 블랙 라스베리 / 블루베리 혹은 야생 블루베리 / 씨를 뺀 체리 / 딸기

씨 / 견과류 : 아몬드 / 아몬드 버터 / 땅콩 / 땅콩 버터 / 호박씨 / 해바라기씨 / 호두

녹차, 홍차, 우롱차

화이트 / 레드 와인

기타 조미료 : 엑스트라 버진 올리브 오일 / 카놀라유

신선 / 가공 허브와 양념 (음식 맛을 낼 때 소금 대신 사용하라) : 계피 / 마늘 / 생강 / 파프리카 / 고춧가루, 후추가루, 백후추 가루 / 로즈마리 / 강황 (turmeric)

참고로 한국 영양학회가 제시한 한국인에 꼭 맞는 하루 세끼 식사를 소개한다.

아침 : 수수밥, 미역국, 갈치조림, 콩나물무침, 도라지생채, 물
점심 : 흰 밥, 북어무국, 두부구이, 시금치나물, 배추김치, 우유, 인절미
저녁 : 보리밥, 얼갈이 배추국, 제육볶음, 야채쌈, 오이생채, 사과

균형잡힌 식단을 위해서는 매끼에 채소반찬 2~3가지와 단백질 반찬 1
~2가지가 필요하다. 한국인의 식습관 상 가능한 한 싱겁게 먹어야 한
다는 것을 늘 생각해야 한다. 그래서 몸에 좋은 김치지만 어쩔 수 없이
하루 한끼 식단에만 넣은 것이다.

국은 해조류와 야채류를 적절하게 조화하기 위해 구성한 것이며, 불고
기나 제육볶음 등을 조리할 때는 기름이나 당류의 사용량을 줄여 열량
을 낮출 것을 제안하고 있다.

출처 : 한국 영양학회 www. kns.or.kr

똑똑한 대용 식품

섹시하고 나이 흔적 없는 피부를 유지하기 위해서 현명한 음식을 선택
해야 하지만, 거기에 비결이란 없다. 첫 번째를 철저히 복습하라. 그러
면 햇빛에 의한 피부 손상을 막고 파괴적인 활성산소로부터 피부를 보
호하는 데 가장 필요한 특정 식품을 다시 확인하고, 그 배후의 과학적
근거를 이해할 수 있다. 그런 뒤에 다음 식단표를 활용하여 하루 식단
표를 짜면서 '이전'과 '이후'를 잘 비교해보라.

아래 목록에서 선별한 음식의 칼로리는 똑같다. 그러나 다음의 영양대
용식품은 햇빛에 의한 피부소상을 막고 손상된 조직을 치유한다고 증
명된 강력한 영양 성분으로 꽉 차 있다.

필요하다면, 영양사와 상담하여 당신의 식단을 개선해 나이 흔적 없는
피부를 촉진하기 위한 더 많은 방법을 찾기 바란다.

일반식품	영양 대용식품
감자	고구마
오렌지 주스	석류, 포도 주스
화이트 와인	레드 와인
깍지콩(생두)	케일, 시금치, 새싹양배추
복숭아 슬라이스 1컵	블랙베리, 라스베리, 딸기, 다크체리, 적포도 1컵
햄버거	붉은 양파, 토마토를 빵 위에 올리고 저지방 치즈나 콩 치즈를 바르는 식물성 버거
바닐라 아이스 밀크 1/2 컵	플레인 요구르트 1/2 컵에 블루베리 1컵
흰 빵 반죽으로 만든 페퍼로니 피자	통밀 반죽 위에 브로콜리, 피망, 양파, 두부 치즈로 만든 채소 피자
나초와 치즈	말린 과일 저민 것과 견과류(살구, 말린 크렌배리, 호두)를 올리고, 콩 크림치즈를 바른 전곡 베이글

●영양 대용 식품 메뉴●

잠깐! 얼마나 먹어야 하는가?

식품 라벨이나 잡지 기사를 읽거나 이런저런 책을 들춰 보면 매일 섭취
해야 하는 비타민, 미네랄, 보조 식품 권장량이 어느 정도인지 알 수 있
을 것이다. 그러나 그 권장량이 진짜로 어떤 의미가 있으며, 그것을 실
천하는 방법을 알아내는 일은 차원이 다른 문제다. 이런 비타민을 전부
합쳐 얼마나 먹어야 충분하다고 하는 걸까?
2005년 11월, 한국 영양학회는 이전의 한국인 영양권장량을 개정하여

한국인 영양섭취기준을 발표했다(DRIs). 이는 이전에 비해 풍족하고 때로는 과한 한국인의 식생활을 반영한 것이다. 총 44종의 영양소를 제시하고 있는데 이중 눈에 띄는 것은 비타민의 과다섭취를 경고하고 있다는 것이다.

비타민 A를 과다섭취하면 간에 무리가 가고 임신부는 기형아를 출산할 위험도 있다. 비타민 A의 상한 섭취량은 3,000 μg(마이크로그램), 비타민 E의 상한 섭취량은 540 mg이다. 흔히 비타민 C는 수용성이라 많이 먹어도 생각하지만 그렇지 않다. 예민한 사람의 경우는 비타민 C를 과다 복용할 경우 신장결석이나 통풍이 생길 수 있다. 이러한 비타민 C의 상한 섭취량은 2,000 mg이다.

일부 노화 방지를 위한 피부 관리 책의 저자들은 건강을 개선하고 염증을 줄이고 노화 과정을 되돌리기 위해선 비타민과 미네랄 보조식품을 많이 먹어야 한다고 주장한다. 그러나 실제로 보조식품이 건강에 주는 효능은 불확실한 편이다. 게다가 우리는 특정 비타민과 미네랄을 과다 복용하면 오히려 몸에 해롭다는 사실이 증명되었다는 것도 방금 확인하지 않았는가.

영양 보조식품에 관한 서로 상충되는 정보를 제대로 이해하는 일은 참 어려운 작업이다. 나는 각종 질병을 전문가의 도움 없이 자가 치료하거나 노화와 관련된 변화를 되돌리기 위해서 무턱대고 영양 보조 식품을 사용하는 일은 위험하다고 생각한다. 또한 처방된 약과 영양 보조식품을 같이 먹어야 한다면 그 두 가지를 동시에 섭취해서 생기는 부작용은 없는지 알아보기 위해서라도 반드시 의사나 약사와 상담을 해야 한다.

내가 말하고자 하는 것은, 형편없는 식사나 불규칙적인 생활 습관, 매일 운동하지 않는 상태를 보완해 줄 수 있는 보조식품은 없다는 것이다. 간편한 약 몇 알에 기대려고 하지 말고 기본적인 식생활을 잘 지켜라. 그것만으로도 당신은 눈부시게 아름다워진다.

비타민 보조식품을 먹어보면 어떨까?

일부 내과 의사들이 선전하지만, 여러 연구에 의하면 비타민 E 보조 식품에는 건강한 피부를 위한 그 어떤 의학적 효능이 없다도 사실이 드러났다. 몇 년 전 〈미국 의학 협회 저널〉에 게재된 연구에 따르면 비타민 E 보조식품은 실제로 여러 가지 다른 증상을 일으키고 총체적인 질병 지속기간을 연장시킨다. 그 외 연구결과를 통해서도 하루에 400IU 이상 비타민 E 보조식품을 다량 섭취하면 실제로 사망률이 높아진다는 것이 밝혀졌다. 그러므로 우리는 비타민 E, 항산화제의 효과를 보기 위해서는 차라리 그런 성분이 들어있는 식품의 섭취를 추천하며, 보조식품의 필요성에 대해서는 의사와 의논하기를 권한다.

잠깐! 생선을 기초로 한 식단이 건강하다?

생선이 쇠고기나 닭고기에 비해 칼로리와 지방, 콜레스테롤이 낮은 단백질의 좋은 공급원이라는 사실은 분명하다. 우리 몸에 필수지방산인 오메가 3 지방산의 함유량이 높은 것도 사실이다 (오메가 3 지방산은 체내에서 세포를 보호하고, 세포의 구조를 유지시키며, 원활한 신진대사를 돕는 역할을 한다. 그리고 혈액의 피막형성을 억제하고, 뼈의 형성을 촉진시키는 동시에 강화하는 효과가 있다). 그러나 많은 양의 생선이나 조개류를 먹어 건강하고 젊은 피부를 만들고자 하는 피부관리 프로그램은 한 가지 큰 문제가 있다(일부에서는 하루 한 번이라는 과도한 섭취를 주장하기도 한다).

왜냐하면 생선을 너무 많이 먹으면 건강에 심각한 결과를 초래할 수 있기 때문이다. 날마다 생선을 먹으면 체내 수은, PCB, 다이옥신, 기타 독성 물질이 축적될 위험이 크다. 수은에 중독된 어패류는 임신 중이거나 앞으로 임신이나 육아를 계획 중인 가임기 여성과 어린 아이들에게 가장 큰 위협이다. 수은은 체내 축적되는 성질이 있기 때문에 태아에게 그대로 전달되고, 그것은 심각한 학습 장애와 기타 신경행동학적 장애를 유발할 수 있다.

최근 미국 질병예방센터에서 나온 연구결과에 따르면, 미국 내 가임기 여성 8%의 체내 수은 축적도가 평균을 웃도는 위험한 수준이라고 한다. 이는 해마다 30만 명 이상의 신생아가 언어·기억·집중력에 손상을 입고 신체 발달 장애의 위험을 안고 태어난다는 것으로 해석할 수 있다.

생선을 먹을 때 같이 섭취할 수 있는 독성 물질은 수은 하나만이 아니다. 산업용 화학제품의 부산물로 알려진 환경 화학 물질인 다이옥신 역시 마찬가지다. 실제로 사람이 다이옥신에 노출되는 약 90%의 경우가 바로 오염된 식품의 섭취에서 비롯된다. 동물 연구를 통해, 다이옥신은 신경 손상, 선천성 장애, 자연 유산 사례의 증가, 면역의 엄청난 변화를 유발하는 것으로 밝혀졌다. 문제는 생선을 자주 섭취하면 시간이 흐르면서 다이옥신이 체내에 쌓인다는 것이다. 다시 말하지만, 이는 특히 가임기 여성과 어린 아이들에게 문제가 될 수 있다. 같은 연령대의 남성도 마찬가지다.

한 때 자연산 연어보다 양식 연어를 섭취하는 게 훨씬 더 안전하다고 생각했지만, 상당히 중요하고도 새로운 연구 결과가 나왔다. 즉 갖가지 종류의 살충제, 기타 독성 물질들이 양식 연어와 자연산 연어 양쪽에서 모두 발견된 것이다.

나는 생선이 건강 식단의 중요한 요소라고 믿는다. 하지만 거의 모든 생선과 조개류에는 수은과 기타 독성 화학물질이 들어 있다. 그래서 나는 고객들에게 미국 환경보호국(EPA)과 미국식품의약국(FDA)의 권고 사항을 반드시 지키라고 말해준다. 참고로 한국에는 이러한 구체적인 권고 내용이 아직 없다.

미국 환경보호국 (EPA) 과 미국식품의약국 (FDA) 의 권고사항

1. 상어, 황새치, 북대서양 고등어, 옥돔은 수은 함유치가 높으므로 먹지 마십시오.

2. 수은 함량이 낮은 새우, 참치 통조림, 연어, 명태, 메기를 선택하여, 1주일에 300g(평균 2끼니분) 이하로 드십시오.

3. 일주일에 150g 이상의 참치를 먹지 마십시오. 만약 참치를 먹는다면, 같은 주에는 다른 생선은 안 먹는 게 좋습니다.

4. 연안 강가에서 물고기를 잡는다면, 주당 150g 이상을 먹으면 안 됩니다. 그리고 같은 주에 다른 생선을 같이 먹지 마십시오.

미국 환경보호국과 FDA는 임신 가능성이 있는 가임기 여성, 임산부, 수유 중인 산모, 어린 아이들에게만 이 지침을 적용하고 있다. 하지만 나는 모든 사람들이 체내 독성 물질의 축적을 막기 위해서 반드시 조심해야 하며, 이런 경고사항을 고려해야 한다고 생각한다.

피부구세주

- 피부구세주 1. 검고 푸른색의 과일과 야채
- 피부구세주 2. 칼슘과 비타민 D
- 피부구세주 3. 콩
- 피부구세주 4. 녹차
- 피부가 원하는 영양소, 절대 놓치지 마라
- 영양공급을 해주는 품목을 활용하여 식단 계획을 짜라
- 피부 영양 공급을 위해 현명한 대용 식품을 택하라

두 번째

숙면 도우미 - 인체 성장호르몬

미인은 잠꾸러기?
빈말이 아니다

"기적의 로션을 찾습니다"

안녕하세요? 선생님

제 고민을 해결해 주셨으면 해요.

제 피부는 칙칙하고 얼룩덜룩해요. 그리고 사업상 만나는 많은 사람들이 "어머, 나이가 좀 더 드신 줄 알았어요"라고 말하곤 하죠. 그런 이야기를 들으면 그때는 그냥 웃어넘기지만 나중에 혼자 화장실에 가서 한참이나 거울을 들여다봐요. 그렇게 내 모습을 보면 그들의 말이 틀리지 않았다는 것을 확인할 수 있죠.

제 피부는 눈에 띄게 얇아 속이 훤히 들여다보일 만큼 투명해져서, 눈 밑 다크서클과 피부반점을 효과적으로 가릴 만한 색조 화장품이나 컨실러조차 찾을 수가 없어요. 이런 제 피부를 아름답게 살려줄 '기적'의 로션이나 크림이 없을까요?

우리의 고객인 에이미가 처음 우리에게 보낸 편지다. 그녀는 대규모 소프트웨어 회사의 고위 영업직원으로 바쁜 하루하루를 보내고 있었다. 이미 장성해 타지에서 대학을 다니는 두 자녀의 어머니이기도 하다. 우리는 그녀의 일상에서 문제의 원인을 발견할 수 있을 것이라고 생각했다. 그래서 그녀의 생활에 대해 물었다. 그녀의 대답에는 그녀의 피부가 왜 그렇게 늙어 보이는지를 알려주는 많은 정보가 담겨져 있었다.

저는 항상 바빠요. 매주 비행기를 타고 대도시로 출장을 다니며 여러 사람을 만나죠. 파티와 늦은 저녁의 만찬도 빠지지 않아요. 그래서 잠은 푹 자려고 해요. 가능하면 주중엔 7~8시간, 주말엔 하루 종일 푹 잠을 자고 싶어요. 하지만 그럴 수가 없어요. 잠자리에 누워도 잠이 확 달아나버려요. 제 머리는 경계경보가 켜져 있는 셈이죠. 앞으로 결정해야 할 비즈니스 생각만 나고, 아침에 일찍 타야 할 비행기 생각만 나고, 전화해야 할 신규 고객 생각만 나요. 게다가 집에서 멀리 떨어져 대학 생활을 하는 아이들이 잘 살고 있는지 걱정도 되고요. 제 머리는 밤새 고속기차처럼 달리고, 저는 잠자리에서 결국 이리저리 뒤척일 뿐이에요.

한 4시간 정도 그렇게 선잠을 자고 일어나면, 다음날 아침엔 온 몸이 쑤시고 지치고 짜증만 나죠. 그래도 시간이 되면 옷 입고 나가 커피 마시면서 고객을 만나고, 빈틈없는 태도로 거래를 해야 한답니다. 그렇게도 잠이 부족한데 정작 잠이 오지 않아 너무 힘들어요.

무엇이 문제인지 알겠는가? 에이미의 피부가 그렇게 생기 없고 나이 들어 보이는 이유는 바로 수면부족이었다.

수면 부족으로 피부가 겪는 대가

식단을 바꾸고 매일 적절한 운동을 하는 것과 더불어, 섹시하고 젊은 피부를 위해 꼭 필요한 것은 바로 충분히 잠을 자는 것이다. 지난 10년 간, 우리는 불면증의 결과가 어떤지 확실히 알게 되었다. 수면 전문가들은 수많은 과학적 연구를 통해서 현재 다음과 같은 결론을 내리고 있다.

만약 잠을 제대로 못 잔다면, 피부가 일찍 노화할 확률은 거의 100% 다.

〈분석 피부학 저널〉에 보고 된 새로운 연구에서 연구학자들은 불면증 여성들을 조사한 결과, 그들의 피부가 외부 알레르겐(알레르기를 일으키는 물질)과 박테리아에 더욱 취약해진다는 것을 발견하였다. 그 외 다른 연구들도 수면에 문제가 있으면 성장 호르몬이 감소하여 결국 피부는 메마르고 약하게 변하며 심지어 탈모 현상까지 생긴다고 보고하였다.

물론 단기간, 즉 며칠 동안 잠을 잘 자지 못했다면 그리 큰 문제는 없을 것이다. 그러나 만약 몇 주 이상 계속 잠을 제대로 못 잔다면 문제가 발생한다.

첫째로 면역 체계가 약해진다. 그것은 심장병, 비만, 당뇨, 암 같은 만성 질환과 흑색종과 기타 심각한 피부암의 위험이 커진다는 것을 의미한다. 게다가 수면 부족은 차곡차곡 쌓이는 경향이 있다. 에이미를 예로 들어보자. 그녀는 매일 밤 8시간은 자고 싶다고 말했지만, 실제로 잠을 잔 시간은 매주 4일간 밤마다 약 4시간이 고작이었다. 계산하면 매주 총 16시간의 수면이 부족하다는 결론이 나온다. 이것은 바꿔 말하면 그녀가 매주 이틀 밤을 한숨도 안 자고 꼬박 새우고 있다는 것이다.

수면 부족의 심리적 결과

- 기분 변화가 심하다
- 우울, 불신, 편집망상 증상
- 옹졸하고 여유가 없어진다
- 기억 상실
- 집중력 감소
- 수행력 감소
- 성급하고 초조해진다
- 인내력이 부족해진다
- 인지 기능 장애
- 학습 장애
- 게으름

가장 큰 문제는 일부러 잠을 자지 않는 것이 아니라, 잠을 잘 수 없다는 것이다.

잠과 호르몬

여러 연구결과에 의하면, 40~50대의 여성들은 수면 장애, 특히 불면증으로 고통 받는다. 불면증은 쉽게 잠들지 못하거나 잠들었더라도 수면을 유지하지 못하는 것, 또는 적절한 시간동안 자리에 누워있지만 깊은 잠을 잘 수 없는 것을 말한다. 나이가 들면, 자리에 누워있는 시간은 많을지라도 수면 시간이 점차 감소하는 불면증 현상이 늘어난다.

중년이 되면 잠을 자는 시간 자체는 길어지지만 쉽게 잠들지 못하며, 한밤중에 자주 깨기도 한다. 제대로 숙면을 취하지 못하는 것이다. 한국 가톨릭의대의 연구에 따르면 한국인의 17%가 만성 불면증에 시달리고 있다고 한다. 즉 몇 개월 이상 계속 일주일에 3일 이상 잠을 제대로 자지 못하는 것이다. 이것은 업무능력, 건강, 심리적 안정 등을 심각하게 무너뜨려 생활에 큰 위험이 된다.

여기서 중요한 것은 불면증이 치료가 힘든 것은 틀림없지만 원인은 알 수 있다는 것이다. 매일 밤 적절한 수면을 취할 수 없는 것은 과학적인 이유가 있다. 여성의 경우는 특히 그렇다. 그 이유는 바로 호르몬이다. 많은 수면 전문가들은 수면의 양과 질을 결정하는 것이 바로 호르몬 수치라고 정의하기 시작했다. 여성의 생명주기와 여성호르몬의 변화는 수면 문제와 밀접한 관계가 있다.

월경

월경, 임신, 갱년기, 폐경기와 같은 여성의 생명 주기 가운데 몇몇 단계와 상태는 여성의 호르몬 변동과 직접적인 관련이 있다. 여성호르몬인 에스트로겐과 프로게스테론의 수치 변동은 생체리듬에 영향을 줘 수면문제를 일으킨다. 여러 연구에 따르면 여성은 월경 전후와 월경기간 중에 다른 때보다 수면장애를 더 많이 겪는다. 그래서 쉽게 잠들지 못하며 자는 도중 자주 깨거나 반대로 너무 생생한 꿈을 꾸기도 한다.

좀더 세분해서 알아보자. 에스트로겐 호르몬은 꿈을 꾸게 되는 깊은 수면인 렘(REM, 급속 안구 운동) 단계의 수면을 늘려준다. 배란기 이후 월경 주기 중간에 증가하는 프로게스테론은 수면을 유도하는 성질이 있어서 피로와 졸음을 유발한다. 그러나 월경이 시작되고 프로게스테론 수치가 떨어지면, 대체로 여성들은 잠들기 어려워지고 며칠 동안 제대로 잠을 이루지 못하는 경험을 한다. 월경이 끝나고 다시 주기가 시작되면 정상 수면으로 돌아오곤 한다. 물론 정상 수면이라고 해서 늘 잠을 잘 자는 건 아니다.

출산

임신, 출산, 산후 조리, 수유는 수면을 방해하는 신체적, 정서적 스트레스를 일으킨다. 임신 중에 호르몬은 불균형의 상태이며 더구나 수면을 유도하는 프로게스테론이 급속도로 증가한다. 뿐만 아니라 자궁이 커지면서 방광에 압박을 가하여 대부분의 산모들이 한밤중에 자주 화장실을 들락날락거리게 된다. 임신 기간 중에 수면 변화는 주로 임신의 전후 3개월 간 발생한다.

한편 산후 조리기간이나 출산 후 6~8주 중에 대부분의 여성들도 제대로 잠을 잘 수 없다. 호르몬 불균형과 신생아의 울음소리 때문에 극도로 신경이 곤두서기 때문이다. 그리고 수유를 하는 여성들은 몇 달

동안 때마다 맞추어 아기에게 젖을 줘야 한다. 확실한 수면시간을 확보할 수 없는 것이다

갱년기와 폐경

갱년기에 들어선 많은 여성들이 말하길, 이때는 쉽게 잠들지 못하며 잠이 들어도 깊이 자지 못할 뿐만 아니라 잠자리에서 일어나도 피로하고 몽롱하다고 한다. 생명주기 중 이 단계에 들어오면 많은 여성들이 온몸에서 열이 나는 경험을 하며 밤중에 자주 깨기 때문에 체온이 상승하고 식은땀을 흘린다. 이런 현상이 수개월 동안 나타난다는 여성들이 있는 반면, 갱년기에 시작되어 10년 이상 지속된다는 여성들도 있다.

미국 건강 연구소에 따르면, 이 시기의 여성이 수면에 문제를 호소하는 비율은 갱년기에 16~42%, 폐경전기에 39~47%, 폐경후기에 35~60%라고 한다. 점점 더 많은 여성들이 호르몬 대체 요법을 피하고 있는 상황에서 안타깝게도 수면 장애를 해결할 딱 부러지는 해답은 없다.

그러나 우리는 이런 문제를 해결할 최선의 해답과 정확한 방법을 제시할 것이다. 그러기 위해서는 수면의 정체를 알아야 한다.

잠이 뭐길래?

생기 있는 피부만이 아니라 활기찬 삶을 위한 필수조건, 잠. 그래서 수면 전문가들은 오랜 기간 수면에 대해 체계적인 연구를 진행해왔다. 그 결과를 살펴보도록 하자.

어떤 사람들은 수면을 '정지된 시간'이라고 생각하지만, 사실은 깨어 있는 것만큼이나 활동적인 시간이다. 잠을 자는 동안 뇌는 쉬는 것이 아니라 오히려 다양한 활동을 시작한다. 이 활동은 수면의 각 단계에 따라 성격이 다르다.

수면의 질은 델타 수면의 양으로 잴 수 있다. 가장 깊은 수면 단계에 속하는 델타 수면은 대체로 밤 시간의 1/3을 차지한다. 이 때 성장 호르몬이 최고로 분비되므로 일부 연구학자들은 이 단계가 성장과 체내 조직 재생에 가장 중요하다고 생각한다.

1단계

깨어 있는 상태에서 좀 더 깊은 수면으로 들어가는 변환기이다. 보통 이런 잠은 선잠이라고 한다.

2단계

중간 수면이라 불리는데 전체 수면 시간의 40~50%를 차지한다.

3~4단계

흔히 수면이나 서파수면이라 부르는 델타수면이다. 이 두 단계는 젊은 세대의 총 수면 시간 중 20%를 차지한다.

그러나 나이가 들면서 수면의 양과 질은 크게 변한다. 대체로 나이가 들면 델타, 혹은 3~4단계의 숙면이 줄어들고 1단계의 선잠이 증가한다. 노년에 들어서면 밤중에 깨는 횟수와 깨어 있는 시간도 증가한다. 그것은 델타 수면의 비율이 적기 때문에 작은 소리에도 잠에서 잘 깨는 것이다. 당연히 어린 아이들은 델타 수면이 큰 비율을 차지하며, 그래서 어린 아이들은 한번 잠들면 깨우기가 어려운 것이다. 일반적으로 잠이 부족하거나 너무 피곤한 경우 델타 수면이 증가한다.

왜 미인은 잠꾸러기인가?

오늘날 모든 연령대의 성인들은 현대 사회의 압박 때문에 이런 저런 스트레스를 겪는다. 그중 가장 흔한 것이 바로 만성적인 수면 부족이다. 늦은 시간까지 일을 하고도 다음날 너무 이른 시간에 잠을 깨야 하는 것이다. 2004년 통계에 따르면 한국인의 평균 수면시간은 7시간 44분으로 미국인의 8시간 34분 보다 50분이나 적다.

만성이 아니더라도 가끔 발생하는 수면 장애 역시 문제다. 다들 경험했겠지만 충분히 잠을 자지 못하면 다음날은 머리가 무겁고 일에 집중을 할 수 없다. 우리 몸과 머리는 최적의 기능을 하려면 지속적이면서도 깊은 수면을 원하기 때문이다. 이제 수면이 어떤 식으로 당신의 면역, 전반적인 건강, 몸무게에 영향을 끼치는지 살펴보자. 이는 동시에 모두 섹시하고 나이 흔적 없는 피부에 영향을 줄 수 있는 요인이기도 하다.

노화를 방지하는 인체 성장 호르몬, 수면 중에 분비된다

성장호르몬에 대해서는 잘 알 것이다. 이 호르몬은 이름대로 성장기에 뼈의 길이 성장과 근육의 증가 등 성장을 촉진하는 작용을 주로 한다. 하지만 이보다 더 중요한 기능은 지방 분해와 단백질 합성을 돕는 것이다. 25세 이상 성인이 된 후에는 콜라겐 등을 증가시키고 근력을 강하게 하는 기능을 한다. 또한 척추의 골밀도를 높여서 골다공증이 발생하지 않도록 하고 골절의 위험을 낮춘다.

이렇게 중요한 기능을 하는 인체 성장 호르몬은 안타깝게도 나이가 들어감에 따라 그 분비량이 줄어든다. 그러면 심혈관계 질환, 체내 지방의 증가, 골다공증, 흰머리, 주름살, 에너지 감소, 성기능 저하와 같은 증상이 직접적으로 나타날 수 있다. 이런 증상들은 성장 호르몬이 결핍된 젊은 사람들에게서도 나타난다.

다행히 인체 성장 호르몬의 분비를 촉진할 수 있는 방법이 있다. 바로 미세 단백질 물질인 인체 성장 호르몬이 숙면을 취하는 동안, 그리고 운동을 한 뒤에 주로 분비된다는 사실을 이용하면 된다.

숙면 시간을 늘린다면 노화와 관련된 많은 증상을 늦추는 데 도움이 될 것이다.

겨울잠? 체중을 줄이는 수면

겨울잠을 자는 동물들을 알고 있을 것이다. 먹이를 구하기 힘든 겨울, 잠을 잠으로써 신체 에너지를 절약하는 것이다. 반대로 잠이 부족하면 어떨까? 수많은 수면 연구는 수면 부족이 체중을 늘릴 수 있다는 것을 보여준다. 시카고 대학의 이브 반 카우터 박사와 동료들은 아주 흥미로운 연구 결과를 2004년 〈내과 연구 기록〉에 게재하였다. 그 연구는 건강한 젊은 남성들이 먼저 이틀 동안 하루에 4시간만 잠을 자고, 6주 뒤에는 이틀간 하루 10시간씩 충분히 잠을 자는 것이었다. 학자들은 이 시기 동안 그들의 칼로리 섭취와 신체 활동을 모니터했다. 그 결과 수면 장애가 배고픔, 식욕 증가와 관련된다는 사실을 발견했다.

이틀 밤 동안 4시간만 잠을 잔 피실험자들은 렙틴량이 18% 감소한 것이다. 렙틴이란 뇌에 '이제 배가 부르다'고 알려주는 호르몬이다. 반면 그렐린은 28% 증가하였는데, 그렐린은 뇌에 배고프다는 신호를 보내 음식 섭취를 늘리고 살을 찌우는 호르몬이다. 즉, 잠을 못 자면 고칼로리, 고탄수화물 음식을 찾게 되며 충분히 먹었다는 사실을 인지할 수 있는 체내 기능이 교란되어 체중이 늘어나는 것이다.

피부에 생명력을

피부는 외부 세상에 대응하는 자연적인 방어막으로 면역 체계를 조절하는 데 큰 역할을 한다. 우리는 앞에서 이미 면역 체계가 강하면 어떤 바이러스와 박테리아에 노출되더라도 일반적으로 건강에 아무런 문제가 생기지 않음을 이야기했다. 잠은 면역체계가 건강하게 활동하는 데 필수요소이다. 잠이 부족하면 우리의 면역 체계는 제 기능을 다할 수가 없다. 취약해진 면역 체계는 잦은 감기, 목 따가움, 알레르기, 피부 문제와 같은 만성 질환에 걸리기 쉽고 이것은 심지어 피부암으로까지 이어질 수 있다.

여러 연구에 의하면 수면 브족은 피부에 직접적인 영향을 주어 피부의 수분을 고갈시키며, 주름살을 만들고, 창백하게 해 빠른 시간 안에 스스로 재생을 할 수 없게 만든다. 이것은 일상생활에서도 쉽게 확인할 수 있다. 당신이 하루 밤만 지새더라도 사람들은 금방 "어제 무슨 일 있었어? 피부가 왜 그래?" 하고 물을 것이다. 탱탱하고 섹시한 피부의 기본은 바로 충분한 수면인 것이다.

수면의 8대 효과

1. 에너지를 보존할 수 있다.

2. 피로를 물리친다.

3. 체내 기관에 휴식을 줄 수 있다.

4. 긴장을 완화시킨다.

5. 면역 기능을 강화한다.

6. 인체 성장 호르몬 배출을 촉진한다.

7. 식욕을 조절한다.

8. 체중을 정상적으로 조절한다.

자라! 당신이 필요한 만큼

사람은 저마다 수면 형태가 다르다. 그러므로 자기에게 맞는 수면 밸런스를 맞추는 것이 날이 갈수록 진행되는 노화를 막는 핵심 전략이다. 다음에 제시할 여러 가지 전략을 활용하면 당신이 갖고 있는 몇 가지 수면 문제를 해결할 수 있을 것이다. 깊이 자는 시간이 충분히 늘어나면 좀 더 건강한 피부와 윤기 있고 젊어 보이는 자신을 발견할 수 있을 것이다.

숙면 도우미 1

당신만의 수면 시간을 찾아라

여기서 중요한 이야기를 하겠다. 어쩌면 이미 당신이 생활의 경험으로 막연하게 알고 있는 이야기일지도 모르겠다.

하루에 8시간씩 잠을 잔다고 모든 여성이 섹시하고 나이 흔적 없는 피부를 가질 수 있는 것은 아니라는 사실이다. 사람은 각자 자기만의 수면시간이 있다. 여러 연구에 따르면, 평균적으로 매일 밤 7~8시간 잠을 자는 것이 건강에 가장 좋지만, 실제 주변 사람들을 보면 6시간만 자도 얼굴이 좋아 보이는 사람들이 있다.

그들은 건강에 아무런 문제가 없으며 수면장애를 가진 사람들에게서 흔히 엿볼 수 있는 건강상 문제와 일상생활에서의 어려움은 보이지 않는다. 오히려 더 활기찬 생활을 한다 (하지만 4시간 이하, 10시간 이상 잠을 자는 사람들은 수명이 짧다는 연구가 있다).

규정된 수면시간은 없다. 사람마다 생체리듬이 다르고 활동량이 다르기 때문이다. 이 정도 잠을 자면 딱 좋겠다고 누가 말해줄 순 없다. 그 결정을 내리는 사람은 바로 당신이다. 쉬워 보이지는 않을 것이다. 걱정하지 마라. 우리가 당신이 합리적인 판단을 하도록 도와주겠다. 방법은 아주 간단하다. '기록'하는 것이다.

수면리듬차트 만들기

자신이 어떻게 잠을 자고 있는지, 잠을 자고 일어나서 상태는 어땠는지 잠에 대한 일기를 쓰자. 아이 같은 마음으로 가볍게 쓰면 된다. 월요일부터 시작하여 월요일 칸에 일요일 밤의 몇 시간을 잤는지 적어라. 그런 다음, 날마다 그 전날 밤의 수면 시간을 적어보라. 또 아침에 일어났을 때와 하루 동안의 기분도 같이 적어라.

상쾌하게 눈을 떴는가? 울려대는 자명종소리에 짜증을 내며 천근 같은 몸을 겨우 일으켰는가? 빠릿빠릿하게 활력이 넘치는 하루였나? 두 눈은 밝고 피로하지 않았나? 아니면 침울하고 집중이 잘 안 되었나? 피부가 푸석푸석 창백했나? 아니면 부기가 있었나? 같은 질문을 던져봐라.

왠지 어려워 보이는가? 일기라니?

역시 걱정하지 마라. 전혀 어렵지 않다. 단지 자신이 지금 어떤 상태인지 알 수 있는 조그마한 관찰력과 그것을 노트에 적는 약간의 행동력이면 된다. 아래 예시로 제시한 케리의 샘플을 보면 그 사실을 알 수 있을 것이다.

요일	수면 시간	일어났을 때 기분	다음날 집중력	다음날 안색	하루의 기분
월요일	6	짜증남	활동을 시작하기 위해 커피 두 잔 마심	눈 밑 붓고 다크서클 생김	시간이 지나면서 나아짐
화요일	7	좋음	많은 프로젝트를 마무리함	건강함	아주 침울함
수요일	7.5	좋음	온종일 매우 생산적임	건강함	아주 침울함
목요일	6.5	좋음	피로함	눈 밑 다크서클이 어두운 청색, 어두 운 자주색을 띰	기운이 하나도 없고 기분이 가라앉음
금요일	9	짜증남	온종일 기운이 하나도 없음	베개에 얼굴을 묻고 자는 바람에 주름 생김	낮에 졸림
토요일	7	아주 좋음!	에너지가 넘침	건강함	신규 고객 2명 유치
일요일	7.5	좋음	생산적임	건강함	즐거운 하루

●케리의 수면 리듬차트●

간단한 이 차트를 보면, 캐리에겐 7시간~7시간 30분 수면이 가장 이상적임을 알 수 있다.

이제 뒷장의 차트를 복사해서 당신만의 수면일기를 작성해보라(맨 뒤 부록에도 실려 있다). 참고로 이 차트는 3장이 필요하다. 즉 3주간 기록을 해야 하는 것이다. 3주가 끝나면 당신의 수면시간과 반응을 비교해서 검토하라. 당신에게 가장 잘 맞는 수면 시간에 대한 유용한 아이디어를 얻을 수 있을 것이다. 그 시간은 매일 당신이 최고의 기분으로, 활기차게 움직이며, 섹시하고 나이 흔적 없는 피부를 위해 자야할 필요 수면 시간이다.

여기서 기억해야 할 것이 있다.

많이 자려고 하지 마라. 일기를 쓰면서 발견한 최적의 수면 시간을 지
키려고 해야 한다. 아무리 늦게 자더라도, 항상 같은 시간에 일어나자.
주말에도 이 원칙을 지켜야 한다. 이것은 몸의 리듬을 깨지 않기 위해
서다. 만약 낮잠을 자야 한다면 20분~30분 정도가 좋으니 명심하라.
2004년 3월 〈정신신체 의학〉 저널에 게재된 연구에서, 샌디에고 캘리
포니아 대학교의 다니엘 크립케 박사는 8시간 이상 잠을 자는 사람들
과 7시간 미만 잠을 자는 사람들이 7~8시간 잠을 자는 사람들보다 잠
에 대한 불만이 더 많다는 사실을 발견했다.
당신의 수면 리듬을 살펴보고 그것에 맞춰 잠을 자기 바란다.

요일	수면 시간	일어났을 때 기분	다음날 집중력	다음날 안색	하루의 기분
월요일					
화요일					
수요일					
목요일					
금요일					
토요일					
일요일					

● 나의 수면 리듬차트 ●

잘 자기 위한 준비

오전엔 햇빛을

몸의 리듬을 조화롭게 유지하기 위해, 가급적 매일 오전 시간은 밖에서 보내라. 우리는 일반적으로 낮에는 활동하고 밤에는 잠을 잔다. 왜 그럴까? 바로 우리 몸의 리듬을 조절하는 멜라토닌이라는 호르몬 때문이다. 과학자들은 햇빛과 어둠에 노출되는 정도에 따라서 체내의 멜라토닌 분비량이 달라진다는 것을 발견했다. 즉 햇빛을 받으면 뇌는 그것을 감지하여 멜라토닌의 분비를 억제한다. 반면 일몰이 시작되어 어두워지면 멜라토닌의 양이 증가하면서 잠이 오는 것이다.

멜라토닌은 또한 항산화제라 불리는 화합물 집합으로, 유해한 활성 산소를 없애고 산화를 방지하는 필수 성분이기도 하다. 보통 청소년기에는 멜라토닌이 많이 분비되지만 갱년기와 폐경에 들어서면 점점 그 분비량이 적어진다. 그래서 청소년기에는 잠이 더 많은 것이다.

천연 멜라토닌 보조식품을 섭취하고 싶다면 우선 그것이 수면에 도움이 되는지 의사와 상담해야 한다.

잠자기 4시간 전에는 편안히

운동과 과도한 정신적 활동은 피하라. 물론, 적당한 하루 운동은 스트레스를 줄여주고 서파(델타) 수면을 늘리기 때문에 깊은 잠을 청하는데 도움이 된다. 그러나 잠들기 전 운동은 긴장을 증가시켜 휴식을 취하기 어렵게 만들 수 있다. 또한, 잠자기 전에는 컴퓨터를 멀리하고 일과 관련된 과제는 멀리 치워두라. 마음속에서 하루를 마무리할 시간을 갖는 것이다. 이때는 되도록 오디오나 라디오는 끄고, 방 안은 어둡게 하라. 빛은 우리 몸을 깨우는 신호다. 반면 어둠은 긴장 완화와 수면의 신호다. 만약 빛에 너무 민감해서 자는 데 방해된다고 생각하는 사람이라면 안대를 쓰는 것도 좋다.

숙면 도우미 3
마음을 진정시키려면 복식 호흡을 하라

호흡은 우리가 의식적으로 조절할 수 있는 몇 안 되는 활동 중 하나다. 깊이 들이마시고 깊이 내뱉어라. 복식 호흡은 우리 몸의 심리적 상태를 상당히 변화시켜 마음을 편하게 해준다. 뭔가 두려움에 떨고 있을 때, 호흡이 얼마나 가빠지는지 생각해보라. 일상 생활에서도 마음을 가라앉혀야 할 때면 "심호흡을 해"라고 자주 말한다.

그것은 과학적인 근거가 있다. 복식 호흡을 하면 혈액에 산소가 더 잘 공급되어 몸 전체에 엔도르핀이 유발되며 대신 스트레스 호르몬 배출은 감소하는 것이다. 이제 침대에 누워, 복식 호흡을 이용하여 심장 박동을 늦춰 심신을 진정시켜 보자. 밤중에 도무지 잠을 잘 수 없다면 복식 호흡으로 잠을 불러 오라.

이렇게 해보자

1. 조용한 방에서 정신을 집중하고 똑바로 누워라.
2. 두 손을 배 위에 올리고 천천히 코로 숨을 들이마셔라. 두 손이 올라가고 배가 커지고 있다면, 제대로 호흡하고 있는 중이다. 만약 손이 안 올라가고 가슴이 올라간다면, 잘못된 호흡이다.
3. 호흡을 잘 안되면 다시 자세를 취하고 천천히 5까지 세면서 숨을 들이마셔라. 다시 두 손이 배 위에서 올라가는지 살펴보라. 3초간 정지한 후, 5까지 세면서 숨을 내뱉어라. 이제 두 손이 배와 함께 내려가게 될 것이다.
4. 이 동작을 10회 반복하면서 시작하여, 매일 2번씩 25회까지 늘리면 된다.

잠잘 때뿐만 아니다. 불안하고 초조하거나 스트레스 받을 땐 언제든 복식 호흡을 활용하라. 필요할 경우, 제대로 호흡을 한다면 사무실 의자에 앉아서도 할 수 있다.

숙면 도우미 4
자면서 지켜야 할 피부보호 규칙

- 아무리 피곤해도 자기 전에 항상 메이크업을 지워라.
- 침대에 누워있을 때 얼굴에 손대지 마라. 자꾸 만지면 여드름 발생을 악화시키고 민감한 얼굴 피부를 자극할 수 있다.

● 잘 때 베개 두 개로 머리를 높이 받쳐주면 눈 밑 다크서클을 완화하는 데 도움이 된다. 만약 목에 문제가 있다면 의사와 상담하여 베개 두 개를 써도 되는 건지 알아보라.

● 자기 전에 아이크림을 살짝 펴서 눈 밑에만 조금씩 두드리며 발라줘라. 눈 안으로 들어가면 자극을 줄 수 있으므로 조심하라.

● 요소, 히알루론산, 젖산 나트륨 등 보습 성분이 들어 있는 나이트 크림을 사용하라.

숙면 도우미 5

정기적으로 마사지를 하라

뒤에서 다루게 되겠지만, 정기적으로 마사지를 하면 긴장 완화를 하는 데 도움이 된다. 즉 불안을 가라앉히고 수면 장애를 개선할 수 있다. 몇몇 연구에 따르면, 실제로 마사지를 받는 동안 인간의 뇌는 엔도르핀 생성이 촉진된다고 한다.

엔도르핀은 뇌 속에 들어있는 신경세포 집단의 작용을 조절하는 화학 물질로서 근육 이완, 통증 경감, 공포와 불안 감소를 담당한다. 또한 마사지 요법은 세로토닌 생성을 유도할 수도 있다. 세로토닌은 차분하고 맑은 마음을 갖도록 해주는 뇌 화학물질이다. 스트레스가 없을 때, 편안하게 잠을 잘 수 있다는 건 상식이다.

이 피부는 어떻게 하지?

아무리 안정된 수면을 취하려고 부지런히 노력하더라도 가끔 뒤척이며 잠들지 못하는 밤이 있을 것이다. 특히 어쩔 수 없이 늦은 시간까지 바깥에 있거나 스트레스를 받으면 더욱 그럴 것이다. 그렇게 잠을 제대로 못 자고 일어났을 때, 피부에 가장 흔히 나타나는 증상은 점, 홍조, 푸석푸석함, 잔주름이나 깊은 주름살이 늘어나는 것이다.

자, 수면 부족과 관련하여 나타나는 가장 흔한 피부 문제들과 그것을 해결할 몇 가지 신속하고 손쉬운 방법을 살펴보도록 하자.

베개가 피부에 주름을 만든다

문제 : 베개를 베고 잠을 잔 후 나타나는 아침 주름살

피부 구하기 : 자세부터 바꾸도록 노력하라. 가령, 평소 베개에 얼굴을 묻고 엎드려 잔다면 똑바로 등을 대고 자거나, 베개 두 개를 놓고 잠을 자면서 머리를 들어 올리는 등의 새로운 자세를 해보라. 거의 매일 밤 같은 자세로 잠을 잔다면 피부에 영구적인 주름살이 남는다.

칙칙하고 건조한 피부

문제 : 잠을 못 자면 칙칙하고 건조한 피부가 되어 실제보다 늙어 보인다.

피부 구하기 : 피부가 지치고 건조해 보일 땐 푹 담그고 듬뿍 바르자.

즉 따뜻한 물로 목욕이나 샤워를 하여 물을 충분히 흡수하고, 그런 다음 즉시 피부 재생을 촉진시켜 부드럽고 촉촉하게 피부를 유지하기 위해 보습제를 듬뿍 발라주어야 한다.

아침에 붓는 피부

문제 : 잠에서 깼을 때 피부가 붓는 경우이다. 아침 부기는 밤새 조직 내에 축적된 수분 때문이다. 소금 성분, 알코올, 수면 부족으로 이 상태는 악화된다. 알레르기와 일광 화상도 피부를 붓게 할 수 있다.

피부 구하기 : 아침에 잘 붓는 사람이라면 밤에 베개 두 개를 놓고 머리를 올린 채 잠을 자라. 짠 음식과 술을 피하는 등 식단도 조절해야 한다. 만약 알레르기가 있다면 담당 의사와 항히스타민제 복용에 관해 상담하라. 눈 밑 부기에 효과가 있을 것이다.

부은 눈 밑

문제 : 눈 밑이 퉁퉁 붓는 현상

피부 구하기 : 체액(분비액)은 자는 동안 재분비되어 눈 주변에 모여들 수 있다. 그러니 체액이 잘 흘러 나갈 수 있도록 베개 두 개를 베고 자라. 목에 무리가 가지 않을 정도로 조심해서 조절해야 한다. 또 퉁퉁 부은 상태를 진정시키려면 5분간 차갑게 얼린 거즈나 솜을 갖다 대면 좋다. 냉찜질은 혈관을 수축시켜 염증을 줄여준다. 그리고 눈가를 탱탱하게 만드는 항산화제, 생리 습윤제, 보습 물질, 세라마이드 *ceramide*와 히알루론산 *Hyaluronic Acid* 성분으로 관리해줘야 한다.

세라마이드란 우리 피부의 가장 바깥인 각질층을 구성하는 중요한 지방성분이다. 쉽게 말하면 피부를 보호하는 기름이라고 할 수 있다. 이것은 피부의 수분을 유지시켜 피부를 촉촉하게 해주는 데 가장 큰 역할을 한다. 구체적으로 건성피부라 함은 피지가 적다는 뜻이라기보다 세라마이드가 적다는 뜻이다. 세라마이드가 충분한 각질층은 본래의 방어벽 기능을 발휘하여 항상 촉촉하고 피부트러블 없는 피부를 유지할 수 있다.

히알루론산은 단백질과 결합하여 세포의 간격을 메우는 작용을 한다. 무엇보다 큰 역할은 바로 강력한 '보수력(保水力)'이다. 히알루론산은 자신의 무게 보다 6천배나 더 되는 물을 품을 수 있다. 또, 온도나 습도와 같은 환경에 영향을 받지 않고 안정적이라는 것이 큰 특징이다. 그러나 이 히알루론산도 나이가 들어감에 따라 감소하기 때문에 영양공급과 보습제를 통한 보충이 필요하다.

일부 여성들에게 눈이 붓는 현상은 시간이 지나면서 더욱 확실히 자리 잡을 가능성도 있다. 눈꺼풀 점막이 약해짐에 따라 눈 밑에 위치한 작은 지방 부분이 계속 커져 불룩하게 부풀어 올라 없어지지 않는 '주머니'가 되어 버리는 것이다. 불행히도 이 지방 주머니는 유전적 경향이 있어 외과적 수술이 필요하다.

다크서클

문제 : 눈 밑에 어두운 파란색이나 짙은 자줏빛 원이 생기는 경우로 스트레스를 받고 잠을 못 자면 특히 눈 주변 피부가 약해지고 얇아 보인다. 유전적인 원인 때문에 눈 밑 다크서클이 있는 경우는 나이가 들면

서 피부가 반투명해지면 그에 따라 자색이나 청색 혈관이 더욱 두드러져 비친다. 이 시기에 눈가 주름도 진행되므로 다크서클 문제가 눈에 띄게 드러난다.

피부 구하기 : 충분히 잠을 자도록 하라. 만약 알레르기로 인한 다크서클이라면 의사와 상담하여 졸음을 유발하지 않는 항히스타민제를 고려해보라.

넓어진 모공

문제 : 늦은 밤 모임 후, 모공이 넓어진 경우

피부 구하기 : 밤늦게 깨어서 술을 마시면 모공이 더 넓어지고 열린 듯 보일 것이다. 모공의 크기를 바꿀 순 없다. 하지만 황산아연이나 백반을 함유한 수렴 화장수(아스트린젠트 토너)를 써서 작게 보이도록 만드는 방법이 있다. 그리고 벤토나이트 *bentonite* 가 들어 있는 진흙 팩을 하고 글리콜릭산이 들어있는 제품으로 각질제거를 하라. 지성 피부라면 순한 클렌저를 사용하여 지나치게 번들거리는 피지를 제거하라. 벤토나이트는 천연광물로 66종 이상의 천연미네랄을 함유하고 있다. 이 벤토나이트의 미네랄들은 피부속의 피지나 노폐물과 교환되어 피부에 직접 공급되게 된다.

숙면 도우미

- 숙면 도우미 1 : 당신만의 수면 시간을 찾아라
- 숙면 도우미 2 : 잘 자기 위한 준비
- 숙면 도우미 3 : 마음을 진정시키려면 복식 호흡을 하라
- 숙면 도우미 4 : 자면서 지켜야 할 피부보호 규칙
- 숙면 도우미 5 : 정기적으로 마사지를 하라
- 피부트러블과 치료법 : 이 피부는 어떻게 하지?

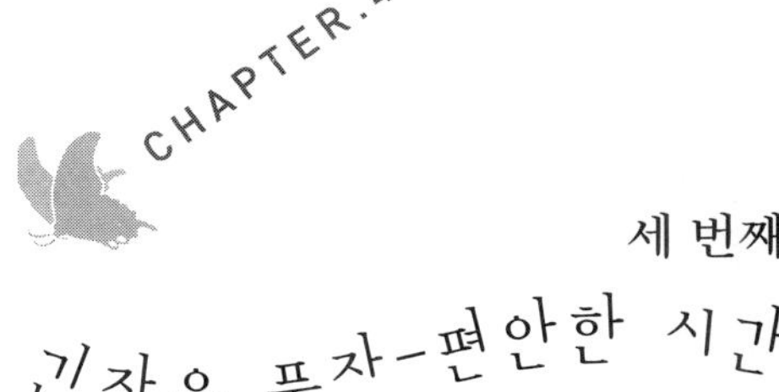

세 번째

긴장을 풀자-편안한 시간

**어쩔 수 없는 스트레스,
최소화 하자**

생기 있고 안정되어 보이고 싶어요

카렌은 아침에 울리는 자명종 소리에 얼굴을 찡그리며 일어났다. 정말 일어나기 싫었지만 아이들을 위해서는 출근을 해야 한다. 잠자리에서 몇 번 뒤척이다가 가까스로 무거운 몸을 일으킨다. 부엌으로 가서 아침을 준비해 아이들 등교시간에 맞춰 밥을 먹이고 가까스로 시간에 맞춰 출근을 한다. 오늘도 힘든 하루가 시작되었다.

"몇 년 전 남편이 죽고 두 아이를 내가 책임져야 했어요. 근 20년 평범한 가정 주부였던 내가 말이죠. 그래도 어쩌면 내가 아이를 낳기 전에 하고 싶었던 인테리어 디자인을 다시 할 수 있는 기회일지도 모른다는 생각을 했어요. 학위도 있으니까 사회생활을 다시 시작하는 일이 한 번 해 볼만할 것 같았죠. 그런데 그게 아니었어요. 몇 달 지나니 혼자 아이를 키우고, 살림하고, 돈을 번다는 것은 너무나 힘이 들어서 매일 저녁에 씻지도 못하고 쓰러져 잠이 들어요."

그렇게 바쁜 그녀가 일부러 우리를 찾은 것은 그녀의 그 피 말리는 생활이 얼굴에 그대로 드러나기 시작해서였다.

"언젠가부터 직장에서나 이웃들이 '어디 안 좋아요? 무슨 일 있나요?' 하고 걱정스레 물어요. 처음에는 그렇게 신경써주고 걱정해주는 것이 고마웠지요. 하지만 그게 계속되니 이제는 부담스러워요. 물론 저는 정말 피곤하고 하루 중에 활기 넘치는 경우가 많지 않지만 사람들에게 그렇게 보이고 싶지는 않아요. 생기 있고 안정되어 보였으면 좋겠어요. 어떻게 하면 그런 피부를 만들 수 있을까요?"

절실하게 도움을 구하는 그녀의 유달리 마르고 수척한 얼굴에서 우리는 확실히 그녀가 참 많은 일을 겪었음을, 스트레스에 파묻혀 있음을 당장 알아볼 수 있었다. 그녀의 안색은 칙칙했고, 근심걱정을 할 때마다 이마를 찌푸린 탓에 이마에는 심하게 주름살이 잡혀 있었다. 입은 움직일 때마다 아래로 처져 마치 계속해서 찡그린 표정을 짓는 듯 했다. 나는 물었다.

"뭐가 가장 문제인 것 같은가요? 왜 그렇게 힘이 드나요? 단지 일이 많아서인가요?"

그녀는 잠시 생각하더니 이렇게 대답했다.

"아니에요. 그것보다는 저만을 위한 시간이 없어서 그런 것 같아요. 아무리 힘들어도 누군가에게 이야기도 못하고, 좀 쉬고 싶어도 아이들, 일, 이런 저런 생각 때문에 저는 늘 문제에 매여 있어요. 이제는 별일이 없어도 어딘가에 갇힌 것처럼 갑갑한 기분이 들어요."

왠지 공감이 가는 말이 아닌가? 그럴 것이다. 카렌의 문제는 바로 누구라도 겪을만한 것, 스트레스였다.

내 스트레스는 어느 정도지?

스트레스. 어쩌면 스트레스라는 말만 들어도 스트레스가 될 지도 모르겠다. 그 정도로 우리는 매일 이것을 끼고 살아간다. 스트레스를 받지 말아야 한다고 이야기 하지만 그게 그렇게 마음처럼 되는 일인가? 사실 어느 누구도 스트레스를 받고 싶은 사람은 없다.

하지만 재있게도 2006년 12월에 AP통신이 조사한 결과에 따르면 우리나라 사람은 5명 가운데 4명이 스트레스를 느낀다고 한다. 즉 우리들은 일상적으로 누구나 스트레스와 함께라고 할 수 있다. 그렇다면 당신은 어떠한가?

가장 중요한 '나'는 얼마나 스트레스를 받고 있는 것일까? 우리는 보통 자신의 주관적인 생각으로 이런 저런 판단을 하는데 그것은 정답에 맞을 때도 있고 멀 때도 있다. 나는 일하랴, 살림하랴 정신없이 바쁘고 스트레스도 심하다고 생각하는데 정작 가족이나 친구들은 "당신에게 무슨 스트레스가 있다고 그래"라며 면박을 줄 수도 있고, 과중한 업무지만 별 문제없이 일하고 있다고 생각하는데 걸핏하면 가족과 동료가 "어디 안 좋아? 많이 힘들어?"라고 물어올 수도 있다. 의외로 우리는 우리를 잘 모르는 경우가 많다.

다음의 질문에 대답해보라. 자기가 어느 정도의 스트레스를 받고 있는지 객관적으로 대답해줄 것이다.

[스트레스 지수 측정법]

0=전혀없다 1=거의없다 2=때때로 3=꽤 자주 4=아주 자주	0 | 1 | 2 | 3 | 4
1. 뜻하지 않게 일어난 일 때문에 기분이 나쁜 적은 얼마나 있었습니까?	☐ ☐ ☐ ☐ ☐
2. 중요한 일을 스스로 통제할 수 없다고 느낀 적은 얼마나 있었습니까?	☐ ☐ ☐ ☐ ☐
3. 스스로가 신경질적이라거나 스트레스를 받았다고 느낀 적은 얼마나 있었습니까?	☐ ☐ ☐ ☐ ☐
4. 자신이 해야할 일을 처리할 수 없다고 느낀 적은 얼마나 있었습니까?	☐ ☐ ☐ ☐ ☐
5. 자신으로서는 처리할 방도가 없는 일 때문에 화난 적은 얼마나 있었습니까?	☐ ☐ ☐ ☐ ☐

6. 어려운 일들이 너무 많이 쌓여서, 이들을 극복해내기 어렵겠다고 느낀 적은 얼마나 있었습니까? □ □ □ □ □

0=아주 자주 1=꽤 자주 2=때때로 3=거의없다 4=전혀없다   0 I 1 I 2 I 3 I 4

7. 자신의 개인적 문제를 처리할 때 자신감을 가졌던 적은 얼마나 있었습니까? □ □ □ □ □

8. 일이 자신의 뜻대로 되어가고 있다고 느낀 적은 얼마나 있었습니까? □ □ □ □ □

9. 화나는 것을 참을 수 있었던 적은 얼마나 있었습니까? □ □ □ □ □

10. 자신이 일(또는 상황)을 잘 처리할 수 있다고 느낀 적은 얼마나 있었습니까? □ □ □ □ □

총점 :

연령별	평균	결혼상태	평균	성별	평균
18~29	14.2	기혼/동거	12.4	남	12.1
30~44	13.0	미혼/신혼	14.1	여	13.7
45~54	12.6	이혼	14.7		
55~64	11.9	별거	16.6		
65이상	12.0	과부/홀아비	12.6		

●각 집단별 스트레스 지수 평균값●

총점이 높을수록 스트레스를 많이 받는 것이다. 스트레스는 받는 정도는 개인마다 다르기 마련이지만, 자신의 점수가 연령별, 성별에 다른 평균값보다 높다면 주의해야 한다.

위의 질문이 좀 딱딱하다면 다음 평가지를 작성해보자.

뒤에서 말하겠지만 스트레스는 곧 신체적인 반응으로 나타난다. 아래의 리스트는 자신의 몸을 통해서 스트레스를 확인할 수 있는 방법이다.

[스트레스 반응척도]

0=전혀그렇지 않다 1 =약간 그렇다 2 =어느정도 그렇다 3 =상당히 그렇다 4 =아주 그렇다

	0	1	2	3	4
1. 집중이 안 됩니까?	☐	☐	☐	☐	☐
2. 안절부절못합니까?	☐	☐	☐	☐	☐
3. 소화가 안됩니까?	☐	☐	☐	☐	☐
4. 답답합니까?	☐	☐	☐	☐	☐
5. 배가 아픈 적이 있습니까?	☐	☐	☐	☐	☐
6. 만사가 귀찮습니까?	☐	☐	☐	☐	☐
7. 잡념이 생깁니까?	☐	☐	☐	☐	☐
8. 쉽게 피로를 느낍니까?	☐	☐	☐	☐	☐
9. 온몸에 힘이 빠집니까?	☐	☐	☐	☐	☐
10. 누군가를 때리고 싶습니까?	☐	☐	☐	☐	☐

11. 울고 싶습니까? □ □ □ □ □

12. 신경이 날카로워졌습니까? □ □ □ □ □

13. 멍한 상태입니까? □ □ □ □ □

14. 한 가지 생각에서 헤어나지 못합니까? □ □ □ □ □

15. 두렵습니까? □ □ □ □ □

16. 행동이 거칠어져 난폭운전, 몸싸움, 욕설을 합니까? □ □ □ □ □

17. 머리가 무겁거나 아픕니까? □ □ □ □ □

18. 가슴이 두근거립니까? □ □ □ □ □

19. 얼굴표정이 굳어있습니까? □ □ □ □ □

20. 나는 아무 쓸모없는 사람이라는 생각이 듭니까? □ □ □ □ □

총점 :

연령별	평균	결혼상태	평균	성별	평균	환자여부	평균
18~29	17.5	기혼	14.0	남	12.1	정상인	15.5
30~44	14.9	미혼	22.9	여	13.7	불안장애	27.0
45~54	15.3					우울장애	38.4
55~64	15.8					신체형장애	31.2

자료 출처 《세상의 온갖 스트레스로부터 나를 지키는 법》 고경봉 – 한언

테스트 역시 점수가 높을수록 스트레스를 많이 받고 있는 것이다. 연령, 성별, 결혼여부 등으로 평균값을 비교해보라. 자신의 점수가 평균값보다 높다면 스트레스 관리에 대해 더 관심을 기울여야 한다. 당신의 점수는 몇 점인가? '낮은 점수는 아니야'라고 생각하는가? 그럼 우리와 함께 스트레스에 대한 이야기를 더 나누어보자. 다행히 점수가 정상이더라도 역시 우리와 이야기를 더 나누기 바란다. 다들 알다시피 스트레스라는 것은 언제나 우리를 공격할 수 있기 때문이다.

스트레스의 정체

너무나 익숙한 말 스트레스, 이것은 도대체 무엇이란 말인가? 무엇이기에 이렇게 우리를 괴롭히는 것일까? 스트레스는 간단하게 '어떤 자극이 있을 때 인체가 보이는 불특정한 반응'이라고 할 수 있다.

아주 쉬운 예를 들어보자. 당신이 부엌에서 요리를 하고 있는데 가스렌지에 올려놓은 주전자가 삐익 소리를 내면서 넘치려고 한다. 당장 불을 꺼야 한다. 우리는 잘 느끼지 못하지만 이때 몸에서는 뭔가 활동을 할 준비를 한다. 몸을 움직이는 데 필요한 호르몬인 아드레날린을 분비하고 온몸이 소위 '긴장'하는 것이다. 이때 불을 끄면 자극이 없어졌기 때문에 몸은 다시 긴장에서 벗어나 안정상태가 된다. 하지만 만약 그때 울고 있는 아이를 달래느라 불을 끄지 못하고 있다면 불을 끌 때까지 온 몸은 계속 긴장된 상태로 있어야 한다. 그러면 당연히 몸과 마음은 지치게 된다. 어떤가? 이런 경험을 한 번쯤은 해보았을 것이다. 그 경험을 떠올리면 간단하다.

스트레스 자체는 나쁜 것이 아니다. 물건이 책상에서 갑자기 떨어지거나, 갑자기 손님이 찾아왔거나, 이런 모든 상황에서 우리는 순간 긴장을 하고 문제를 알게 된다. 그리고 문제에 맞게 대응을 하는 것이다. 이 상황이 그때 그때 적절하게 해결된다면 문제가 없다. 스트레스가 문제가 되는 이유는 앞서 말한 것처럼 긴장된 몸이 안정상태로 돌아오지 못하고 계속 그렇게 긴장된 채 있어야 하기 때문이다. 스트레스 단계를 좀더 나누어보면 다음과 같다.

스트레스 반응단계

1단계 : 불안 반응 – 신체적, 정서적 혹은 정신적으로 익숙하지 않은 상황이 되면 우리 몸은 그 자극에 대항하기 위한 즉각적인 반응을 한다. 이런 신체적 반응을 흔히 '싸우거나 도망치거나'라고 부른다. 이렇게 이름붙인 이유는 원시시대를 생각하면 간단하다. 인간에게 특별한 무기가 없던 그때 눈앞에 뭔가 나타나면 빨리 결정을 해야 했다. 싸울 것인가? 도망칠 것인가?

스트레스 반응의 원리는 이와 같다. 나타난 자극에 대해 싸울 수 있도록 혹은 도망갈 수 있도록 몸이 준비를 한다. 즉 온몸이 긴장되는 것이다. 생물학적으로 단기라 함은 몇 시간 또는 최대 2~3일을 가리키는데, 만약 급성 혹은 단기적 스트레스라면 우리 몸에 어떤 해를 끼치지 않고 즉시 회복된다. 그러나 이 단계에서 문제가 해결되지 않고 계속되면 2단계로 진행한다.

2단계 : 저항 – 어떠한 노력에도 계속 아이가 울고 그치지 않으면 만성 스트레스로 넘어간다. 이때는 피로, 수면 장애, 전반적인 권태감이 공격해온다. 이것은 악순환의 시작이다. 잠을 제대로 못 자면, 심하게 짜증이 나고 집중력이 떨어진다. 문제를 이해하고 해결하려는 노력이 떨어져 해결되지 못한 문제가 계속 공격하기 때문에 더욱 더 스트레스가 커지는 것이다.

3단계 : 탈진 - 말 그대로 지친 것이다. 며칠, 혹은 몇 주간 스트레스와 싸우고 나면 우리 몸은 무너지기 시작한다. 때때로 며칠동안 계속 끝날 줄 모르는 스트레스를 받은 뒤에 우리 몸은 바이러스성 질환이나 박테리아성 질환 등의 질병에 걸리게 된다. 지난 몇 년간 당신의 모습을 되돌아보라. 그러면 감기나 독감에 걸렸던 시기가 바로 스트레스를 심하게 받은 직후였음을 알게 될 것이다.

피부가 스트레스 공격의 모진 대가를 치르는 것 역시 바로 탈진 단계에서다.

그래서 스트레스가 어떻다는 말이지?

스트레스가 모든 병의 질환이라는 것은 이제 더 이상 새로운 사실이 아니다. 그렇다면 피부와 스트레스는 어떨까? 여러 가지 연구를 통해 뇌와 피부사이에 상호작용이 하나씩 밝혀지고 있다. 바로 우리의 심리 상태가 피부와 긴밀한 관계가 있음이 확인된 것이다.

이것은 우리가 옛날부터 경험으로 알고 있는 사실이기도 하다. '저 사람은 마음 고생을 많이 해서 저렇게 늙어 보여'라는 말을 일상생활에서 자주 쓰지 않는가? 문제는 스트레스가 피부가 빨리 늙는 것뿐만 아니라 여드름, 아토피성 피부염과 같은 만성 피부질환까지 유발할 수 있다는 것이다.

2003년 7월 스탠포드 대학의 수잔 총 연구진은 학술지 〈피부학 문서〉에서 정서적 스트레스가 여드름의 악화에 영향을 끼쳤다고 결론 내렸다. 이들 과학자들은 여드름이 있는 환자가 스트레스가 늘어나는 시기에 여드름이 상당히 악화된다는 사실을 발견했던 것이다.

그 외 여러 피부학 연구들도 똑같은 결론을 내린다. 심리적 스트레스는 피부 문제를 가진 개인의 치료에 상당히 좋지 않은 영향을 미쳐 생기 있는 피부로의 회복을 방해한다.

피부 스트레스 증상

여드름, 지성 피부, 습진, 뾰루지, 건조성 가려운 피부, 발진, 입술의 물집, 두드러기, 수면 부족 때문에 생긴 눈 밑 다크서클

또 하나, 스트레스가 피부와 관계가 있는 이유는 스트레스가 가져오는 간접적인 행동 습관 때문이다. 뭔가에 긴장하거나 걱정하게 되면 사람들은 술에 의존하거나 폭식을 한다. 혹은 잠을 많이 자거나 약물에 의존하기도 한다. 이러한 잘못된 행동은 건강은 물론 피부에 빨간불을 켜게 하는 것들이다.

스트레스가 피부에 가하는 간접 효과

만성 스트레스는 다음과 같은 해로운 습관 때문에 피부에 영향을 준다.

- 흡연
- 폭식이나 거식
- 과도한 음주
- 수면 부족
- 움직이지 않고 가만히 앉아 생활하는 습관

열쇠는 릴랙스 *RELAX*

스트레스 자체만으로도 반갑지 않은데 피부까지 망치게 내버려둘 수는 없다. 하지만 시도 때도 없이 공격하는 스트레스를 어떻게 다뤄야 한단 말인가?

지금부터 가장 간단하고 가장 확실한 스트레스 해소법을 알려주겠다. 바쁜 시간 일을 방해하지 않고, 스트레스를 없애려고 스트레스 받지 않아도 되는 방법이다. 스트레스는 온몸을 긴장시키는 것이다. 그렇다면 스트레스를 다루는 방법의 핵심은 '긴장을 푸는 것'이다.

의학박사 허버트 벤슨 *Herbert Benson* 은 스트레스를 견제하는 메커니즘을 발견하였다. 뇌 안의 사상하부 영역을 자극하면 스트레스 반응이 일어나고 다른 부분을 활성화하면 스트레스 반응이 줄어든다는 것이다. 벤슨의 연구는 긴장이 완화될 때 우리 몸이 어떤 상태가 되는지 밝혀냈다. 이는 부정적인 생각과 근심을 가라앉히고 내면의 고요와 평화를 이루는 생리학적 상태다.

긴장 완화의 정의를 내리자면 근육 긴장과 호흡, 저혈압, 심장 박동을 감소시키고 혈액 순환을 개선하는 것이다. 긴장이 풀리면 몸을 긴장시키는 교감 신경, 즉 아드레날린과 부신 수질 호르몬 분비를 촉진시키는 자율신경계가 가라앉는다. 교감 신경계가 가라앉으면 신체가 다음과 같이 변한다.

- 심장 박동수 감소
- 혈압 저하
- 땀 생성 감소
- 산소 소비 감소
- 카테콜라민 (스트레스 반응과 관련된 도파민, 부신 수질 호르몬, 뇌 화학물질) 생성 감소
- 스트레스 호르몬 코르티솔 생성 감소

긴장을 푼다는 것은?

긴장을 푸는 것의 대전제는 몸이 건강하면 마음이 즐겁고, 마음이 안정되면 몸도 즐겁다는 몸과 마음의 긴밀한 연관성에 있다. 마음과 몸이 안정되면 뇌에서 모르핀과 유사한 진통제인 엔도르핀과 엔케팔린을 증가시킨다. 이 호르몬은 즐겁고 긍정적인 감정과 관련 있다. 뿐만 아니라 수면의 질과 일의 집중력, 생산성, 더 나아가 여유로워진 마음가짐으로 인간관계까지 좋아질 것이다. 긴장 완화에 관한 다양한 소규모 연구에 따르면, 1년간 긴장 완화 요법을 실시하자 수면 장애를 호소하던 환자들 중에 42%가 편안하고 깊은 잠을 자게 되었다고 한다. 또한

마사지와 함께 심신 운동을 하면 편안하고 충족된 마음이 몇 시간, 심지어 며칠 이상 지속된다는 매우 놀라운 보고가 있다.

그럼 실제적으로 긴장을 이완시키는 기술을 소개하겠다. 역시 아주 쉽고 간단한 것이다.

*

*

*

ACTION TIP!

나만을 위한 30분, 긴장을 풀어라!

흔히 쉽게 '긴장 풀어'라고 말하지만, 긴장되는 것 자체가 어떤 중요한 일이나 자극이 있기 때문이다. 그래서 그냥 긴장을 푸는 것은 쉽지 않다. 스트레스를 받았을 때 어깨가 결리고 근육이 뭉치는 등의 반응은 학습된 것이 아니라, 유전적 조합에 따르기 때문이다. 다시 말해, 매번 생활 스트레스 요인을 마주할 때마다 우리 개개인은 전부 다른 식으로 반응하는 것이다. 가령 입을 삐죽 내밀거나 턱을 꾹 다물거나 이마에 세로 주름을 만들면서 찡그리거나 하는 식이다. 그리고 이런 얼굴 표정은 세월이 가면서 영구적인 주름살로 남게 될 가능성이 있다.

스트레스가 피부에 어떤 위험이 있는가를 확인했으므로 이제 건강하게 스트레스를 다루면 된다. 긴장을 어떻게 이완하고 어떻게 마음을 안정시킬 것인지를 새롭게 배워 적극적으로 피부를 보호하자. 이것 역시 하루 30분이면 충분하다.

나만을 위한 시간 첫 번째 – 릴랙스 *RELAX*

이렇게 하자

1. 매일 약 15분~20분 정도만 투자하라. 그때는 집중을 방해할 수 있는 모든 외부 장애물을 제거하라. 전화의 전원을 꺼버리거나 자동 응답 기능을 켜두는 게 좋다.

2. 침대나 소파, 바닥에 온 몸이 닿도록 편안하게 누워라. 효과가 있다고 생각하면 베개나 쿠션을 머리 밑에 받쳐도 된다.

3. 조용히 지금에 머물러라. 지금 이 순간에 모든 생각을 집중해서 몸의 모든 근육이 풀어지고, 이완되고, 긴장에서 해방되고 있다고 상상하라.

4. 호흡을 천천히 고르게 하는 것에 집중하라. 호흡 리듬을 지키면 된다. 마치 당신의 호흡이 긴장을 멀리 쫓아내고 있다는 느낌으로, 숨을 내뱉을 때마다 근육이 더욱더 이완되고 있다고 상상하라.

5. 정해진 시간이 다 되면 긴장이 확 풀린 그 상태에 집중하라. 그리고 처음에 꽉 뭉치고 긴장되었던 근육이 이제 풀어지고 이완되었는지 확인하면 된다.

만약 긴장완화 반응을 규칙적으로 실천하면 우리 몸은 자동적으로 긴장을 푸는 것을 알게 되므로 언제든 불안한 마음을 진정시키는 데 효과가 있다. 내가 아는 많은 여성들도 몇 주간 매일 지속적으로 이 방법을 실천하니, 15분~20분의 진행 시간이 끝난 후에도 계속 긴장이 풀린 상태를 유지할 수 있었다고 한다.

점진적 근육 이완법

점진적 근육 이완법은 언제든 할 수 있는 또 하나의 스트레스 해소방법이다. 몸의 모든 근육을 수축시켰다가 이완시키는 것이다. 머리와 목에서 시작하여 점차 아래로 어깨, 팔, 손, 가슴, 등, 배, 골반, 엉덩이, 다리, 발로 내려간다.

이렇게 하자
1. 방해할 만한 것이 없는 조용한 방에 똑바로 누워라.
2. 이마부터 시작하여 개별 근육에 초점을 맞추라. 10까지 세면서 각 근육에 잔뜩 힘을 주었다가 다시 10까지 세면서 완전히 풀어준다. 각 근육 수축을 풀 때, 긴장 상태가 풀어지는 상태를 느껴보라.
3. 천천히 아래로, 그리고 몸 전체로 진행하라. 최대한 근육을 수축시키고 이완시켜야 한다. 몸의 각 부분을 접촉하여 얼마나 긴장된 상태인지 알아보고, 이완 작업을 한 이후에는 얼마나 풀어졌는지도 확인하라.

나만을 위한 시간 두 번째 – 명상

명상은 안정의 대명사라 할 수 있다. 하지만 정확히 명상이 무엇인지, 어떻게 해야 하는지는 잘 알려져 있지 않다. 명상은 정해진 일정 시간동안 마음을 하나의 생각이나 구절, 기도에 집중하는 것이다. 마음챙김(mindfulness) 명상은 과거의 일이나 앞으로 일어날 일로 방해받지 않은

채 의도적으로 현재 그 순간에 일어나는 일에만 집중하는 과정이다. 이렇게 하면 앞서 말한 신체의 긴장 완화 상태로 연결되어 심장박동과 혈압, 호흡수, 근육 긴장을 줄이는 데 도움이 된다. 또한 명상은 스트레스를 받을 때 분비되는 코르티솔과 아드레날린 같은, 온몸을 긴장시키는 호르몬을 줄여준다.

이것보다도 명상이 가지는 가장 큰 장점은 이런 저런 환경적인 불안과 자극, 부정적인 마음이나 감정에도 '꿈쩍하지 않는' 상태를 유지할 수 있도록 해주는 것이다. 일단 효과적인 명상법을 배우고 나면 스트레스가 당신을 압도하기 전에 자기 뜻대로 그것을 이러한 긴장완화 상태로 전환시킬 수 있다.

이렇게 하자

1. 조용한 방 안에 편안한 의자에 앉아라. 방해할 만 한 건 없는지 확인하라.

2. 이제 눈을 지그시 감아라. 15분～20분간 명상하는 동안 눈을 뜨지 마라.

3. 마음을 집중하여, 어떤 단어나 소리, 구절, 기도를 반복하라. 이것은 조용히 말하거나 속삭이는 정도로 하라. 아니면 당신이 숨을 마시고 내쉬면서 몸을 통해 호흡이 이루어지는 감각에 집중하는 방법도 있다.

4. 당연히 집중이 잘 안 될 때가 있을 것이다. 마음이 산란해지고 잘 안된다고 그만두면 안 된다. 그때마다 아무 일 없는 듯 다시 집중하는 방향으로 가라. 꾸준히 계속 실천한다면 정확히 명상하는 법을 알게 된다.

시각화 명상

시각화 혹은 심상 유도 치료라 한다. 이것은 정서적 고통과 불안을 성공적으로 통제하는 데 활용된다. 이상적으로 보자면, 아무도 방해하지 않는 조용한 환경에서 이 요법을 실시해야 한다. 그러나 가정이나 직장에서 갑작스러운 긴장 상황에 처했을 때나 전화기를 들고 상대방을 기다릴 때, 혹은 교통 체증 상황에서 마냥 기다려야 할 때 언제든 할 수 있다.

이렇게 하자

1. 똑바로 눕거나 편안한 의자에 차분히 앉아라. 아무도 방해하지 않는 조용한 방에서 하는 것이 가장 좋다.

2. 평화롭고 여유로운 장면을 떠올려라. 가령, 예전에 휴가차 갔던 산이나 해변도 좋다. 그 외 다른 생각은 모조리 차단하고 단지 그 평화로운 곳에만 집중하여 그 때 느꼈던 소리, 냄새, 질감, 기분을 상상하면서 그 순간을 다시 포착하라.

3. 그 여유로운 장면에 집중하면서 그 순간 당신의 호흡을 느껴라. 가슴이 아니라, 복부로 천천히 숨을 쉬어야 하는 것을 명심하라. 5까지 세면서 깊게 들이쉬고 3초 정지해, 5까지 세면서 내뱉어라. 시각화 명상은 10분~15분 정도로, 빠르게 돌아가는 일상에서 잠시 빠져나오고 싶을 땐 언제든 활용하라.

할 일 정하기

우리가 스트레스를 받는 가장 큰 이유는 절대적으로 할 일을 제대로 처리하지 못하기 때문이다. 일을 효과적으로 처리하면서 동시에 스트레스가 공격하지 못하도록 하는 쉬운 방법이 있다.

1. 매일 당신이 해야 할 일을 적어보라. 하루 스케줄을 짤 때, 그 일에 필요한 시간을 정확히 계산한 후에 그 일을 제대로 할 만큼 충분한 시간을 투자하라.

2. 하나의 일을 끝내면 15분~30분간의 휴식을 즐겨라. 적절한 휴식은 집중도와 정확성을 위해기 위해서 꼭 필요하다. 이렇게 하면 실수도 줄어들 것이다. 무엇보다 생활 스트레스 요인 때문에 머리가 무겁고 복잡해서 도무지 일을 제대로 처리할 수 없는 날에 특히 효과가 있다.

3. 시간은 없고, 할일은 많은 날에는 목록에서 우선순위를 정하라. 상대적으로 중요도가 낮은 일은 목록 아래쪽에 적어라. 이런 일은 다른 날로 미룰 수 있고 혹은 다른 사람들한테 맡길 수도 있다. **일상의 균형을 맞추기 위한 방법을 알아갈 때, 가장 중요한 것이 바로 부담을 나누는 일이다.**

4. 매주 시간을 내어 본인이 꼭 해야 할 일을 점검하라. 그래서 그 중 가장 중요한 일에만 집중하라.

나머지 일에 대해선 "No"라고 말하라. 몸과 마음이 탈진하기 전에 "No"라고 말할 줄 알아야만 스트레스를 받더라도 당신이 처리할 수 있는 수준을 지킬 수 있고, 일상생활을 당신의 능력 대로 통제할 수도

있다. 그렇게 해서 꼭 해야 할 일을 성공적으로 이끌고 나갈 때 불필요
한 압박감도 줄일 수 있다.

많이 웃어라

머리 아프고 가슴은 답답한데 웃음이 나오느냐고 물을지 모른다. 하지
만 '일부러'라도 웃으면 뇌는 정말로 즐거운 상황으로 받아들인다. 엔
도르핀이 형성되는 것이다. 물론 억지웃음, 가짜 웃음과는 다르다. 웃으
려고 해보라. 그러면 얼굴표정도, 마음도 조금씩 달라질 것이다.

어느 캐나다 학자의 흥미로운 연구에 의하면, 웃기는 사람을 기대하는
것만으로도 면역 기능이 향상되고 인체에 미치는 스트레스의 영향이
줄어든다고 한다. 유머 요법, 웃음 치료, 코미디 클럽 등은 모두 스트레
스를 줄이고 혈압을 낮추어 면역 기능을 개선시키자는 의도로 만들어
진 것이다.

많이 웃고 나면 잠이 잘 온다. 또한 인체 성장 호르몬과 여러 가지 체
내 치유 화학 물질을 촉진시키는 효과도 있다.

스트레스가 심할 땐 9시 뉴스 말고 재미있는 비디오를 빌려다 보자.

앞선 프로그램을 기억하라

■ 매일 본인에게 적절한 과일과 채소의 양을 지켜나가면서 조금씩
  늘려라(제 1단계, 피부구세주 참고). 스스로 자기 몸에 좋은 행동을

하고 있다는 생각으로 스트레스를 받는 중에도 자신감이 더 생길 수 있다.

■ 매일 운동하는 시간을 늘려라. 그렇다고 너무 거기에 강박적으로 얽매이진 마라. 현재까지 나온 여러 연구에 의하면, 불안과 우울을 이기기 위해 약 몇 알 먹는 것보다 운동하는 게 훨씬 더 좋다.

■ 충분히 잠을 잘 수 있도록 시간을 조절하라. 수면 부족은 그 자체로 스트레스 요인이다. 반대로 숙면은 에너지를 회복하는 데 필수적이다. 그리하여 일상생활의 여러 방해 요소들을 효과적으로 처리할 수 있다.

스트레스가 공격하는가? 그럼 다음 단계를 따르라.

1. 스트레스 요인들이 당신을 불안하게 만들고 압도한다는 생각이 들면 당장 멈춰라.
2. 5까지 세면서 숨을 들이 마시고, 3초간 정지한 후 다시 5까지 세면서 숨을 내뱉는 복식 호흡을 하라.
3. 당신의 반응을 바꾸려고 노력하려면 몸 전체 근육을 이완시켜라.
4. 당신 마음의 인식을 변화시켜 긴장 완화 반응으로 전환하려는 노력을 하면서, 긴장을 풀어주는 어느 한 장면에 마음을 다 해서 의도적으로 집중하라.

나만을 위한 시간

1. 나만을 위한 시간 첫 번째 – RELAX

2. 나만을 위한 시간 두 번째 – 명상

3. 당신의 할 일을 목록으로 작성하라

4. 많이 웃어라

5. 앞선 프로그램을 기억하라

CHAPTER.5

네 번째

간단한 미니운동

근육을 만들어라,
하지만 몸을 혹사하지는 마라

피부와 운동?

피부 관리하는데 또 무슨 운동이냐고 생각할지 모르겠다.

몇 년 전부터 건강한 삶이 사람들의 주요 관심사가 되면서 각종 언론에서, 책에서 운동을 하라고 이야기한다. 운동과 피부가 무슨 관계냐고 묻는다면 앞서 말한 것이지만 다시 한 번 말하겠다. 피부는 몸을 감싸는 껍질이다. 과일을 보면 쉽게 이해할 수 있다. 안이 썩으면 색상이 탁해지고 윤기가 없어진다. 운동은 안쪽의 건강을 유지하는 최고의 방법이다.

미국 여성의 경우 거의 70%는 가만히 앉아서 규칙적인 운동을 거의, 전혀 하지 않는다고 한다. 이 정도까지 신체적 활동을 하지 않는다면 관상동맥 질환, 고혈압, 당뇨, 비만 등의 위험 요인이 아주 커지며 전반적으로 삶의 질이 떨어지는 원인이 될 수 있다.

정확하고 간단하게 운동의 힘을 확인하자.

근육은 열량 소모의 대가

여성의 생명 주기에서 자연스럽게 근육이 줄어드는 시기가 있는데, 운동을 하게 되면 이런 시기에도 근육이 튼튼해진다. 〈미국 전체 여성 Women Across America〉 연구에 따르면, 40세에서 55세까지의 중년 여성들은 예전보다 더욱 통증과 상처를 잘 느끼며 신체적으로도 허약하다고 느낀다. 이 연구를 통해 이 연령대의 여성들은 계단 오르기, 장바구니 들기, 심지어 길거리의 한 블록을 걸어 다니는 것조차 힘들어 한다는 사실이 확인되었다. 이것은 근육과 관련이 있는 것이다.

나이가 들면 온몸이 달라진다. 여성들이 중년이 되면 몸무게는 변하지 않지만, 대신 근육이 사라지고 체지방이 붙는다. 노화와 관련된 이 과정을 근육감소증이라 부르는데 이는 40세쯤에 시작된다. 이 시기에 여성들은 해마다 0.2kg씩 근육이 감소하며 동시에 근육 강도와 기능도 쇠퇴한다.

이와 같은 연구결과에 당황스러울 수도 있겠지만, 체지방을 낮추고 근육 밀도를 높이는 적절한 운동 프로그램을 규칙적으로 한다면 분명 이런 현상도 늦출 수 있으며 근육을 원상태로 되돌릴 수 있다.

그리고 중요한 사실이 있다. 날씬한 몸을 위해서도 근육은 필요하다. 지방은 500g당 2~3kcal를, 근육은 500g당 50kcal를 없애기 때문이다. 즉 같은 양의 음식을 먹어도 지방보다 근육이 많은 사람은 체내에 축적되는 열량이 훨씬 적다.

튼튼한 뼈

한국의 65세 이상 여성 중 1/3은 골다공증을 앓고 있다. 당신도 골다공증의 위험에 대해서는 아주 잘 알 것이다. '미국 골다공증 협회'는 앞으로 2020년까지 6천 1백만 명 이상의 미국인들이 골다공증에 걸릴 것이라 내다본다.

뼈가 약해지는 것은 눈에 드러나는 것이 아니기 때문에 대개의 경우 여성들이 이미 골다공증에 걸려 있음에도 그 사실을 모르는 경우가 많다. 폐경기가 되면 에스트로겐의 급격한 감소로 인해 뼈 손실이 급속도로 진행되어, 심각한 골절 문제의 원인이 될 수 있다. 그러므로 폐경기에 들어서기 전에 최대한 뼈를 강하게 만들어 놓는 것이 골절을 막는 최선책이다.

규칙적이고 적절한 운동, 특히 산책, 조깅, 춤과 같이 중력이 몸에 실리는 운동은 당신의 뼈를 튼튼하게 지켜준다.

아름다운 피부도

적절한 운동은 영양소가 피부 세포까지 가는 것을 원활하게 하여 체내 독소를 중화하고, 콜라겐 섬유 재생을 증가시키는 데 도움을 준다. 운동이 피부에 가져오는 효과는 동작을 멈춘 후에도 계속 된다. 즉 운동을 끝낸 후 느끼는 편안함이 그대로 얼굴에 나타나는데, 이때는 근육의 긴장이 줄어들어 근심이 만드는 주름이 거의 보이지 않는다. 운동 후엔 피부색도 좋아지는데 이는 피부로 오는 혈액 흐름이 활발해지기 때문이다.

튼튼한 면역

적절한 운동을 규칙적으로 하면 면역 체계를 소생시켜, 피부를 통해 체내에 침입한 바이러스와 박테리아를 제거하는 효과가 있다.

첫째, 운동은 흔히 킬러 세포라고 불리는 림프구 활동을 증가시킨다. 둘째, 운동을 하면 혈액 내 면역글로불린 항체를 촉진한다. 면역글로불린은 박테리아, 박테리아성 독소, 기타 세포와 화학적으로 결합하여 우리 몸의 생화학 과정을 교란시킴으로써 해를 끼칠 수 있는 항원에 대항할 수 있도록 해준다.

그러나 이러한 운동의 장점 외에 한 가지 주의할 것이 있다. 모든 것은 지나치면 안 된다.

운동을 좋아할 뿐인데…

언뜻 보기에도 레나는 건강하고 윤기 있는 피부를 지닌 여성이다. 그녀는 올해 38세의 영양사이다. 말하자면 그녀는 올바른 영양섭취를 한다. 게다가 마라톤 선수이다. 즉 운동을 아주 많이 한다는 말이다. 단순하게 생각하면 레나의 생활은 건강 수칙의 표본이라고 할 수 있다.

그러나 2005년, 레나는 우리를 찾아 도움을 청했다. 그녀는 붉게 염증이 생긴 피부를 진정시킬 수 있는 치료책을 필사적으로 찾고 있던 중이었다.

"까칠하고 자극에 민감해서 따끔거리는 데다, 턱과 뺨에 뾰루지가 많이 나요. 가끔 좀 가라앉기도 하지만 마라톤 훈련을 할 때는 뾰루지가 확 올라오고 피부도 더 따끔거려요. 약국에서 유명한 치료제를 사서 발라보았지만 죄다 염증만 더 키워 버리더군요. 담당 피부과 의사에게서 좀 더 강력한 처방전을 받기도 했죠. 코르티손이라는 크림이었는데 이 염증 투성이인 피부를 가라앉혀줄까 기대했지만 아무런 효과가 없었어요."

레나는 생활습관을 물어보는 나에게 고개를 갸웃거리면서 말했다.

"저는 마라톤을 해요. 마라톤 훈련을 할 때면, 뜨거운 태양 아래에서 매일 꽤 오랜 시간을 달리죠. 혹시 그게 문제가 되나요?"

나는 고강도 훈련을 하는 동안 지나치게 땀을 많이 흘린다면 그게 피부 염증의 원인이 될 수도 있다고 생각했다. 소위 다한증, 혹은 과다 발한증이라고 한다.

모든 사람들이 운동의 건전한 효과는 알고 있으면서, 지나치게 땀을 흘리면 피부에 자극을 주고 염증을 일으키며 심지어 만성 여드름의 원인이 된다는 사실을 거의 알지 못한다.

나는 레나에게 운동량을 조절해야 한다고 말했다. 여러분에게도 그 이유를 설명하겠다.

피부는 힘든 운동이 싫다

땀이 지나치게 흐르는 것은 보통 때보다 더 많이 땀을 분비한다는 뜻이다. 이는 일부 여성들이 지나치게 운동할 때나 햇빛에 노출될 때 일어나는 현상이다. 그 엄청난 양의 땀이 피부 표면에 그대로 남아 있으면 홍조, 염증, 가려움, 기타 피부 증상이 발생한다.

땀샘의 한 종류인 '에크린선'은 우리 온몸에 퍼져 있는데, 주로 수분을 분비한다. 이것은 일반적으로 체취를 생성하지 않는 분비선이다. 즉 에크린선의 목적은 땀을 피부 바깥으로 증발시키는 것이다. 이로써 체온이 내려가며 소금기 같은 몇몇 신체 노폐물을 제거하는 데 도움이 된다. 그런데 민감성 피부를 가진 여성들 중에는 땀과 함께 분비된 소금기 때문에 피부가 자극을 받아 발진과 가려움증을 호소하기도 한다.

상대적으로 더운 기후에 거주하는 여성들은 땀 때문에 여러 가지 피부 문제에 계속 시달릴 수 있다. 그래서 스포츠 광 혹은 고강도 훈련을 즐기는 여성들이, 특히 혹독한 훈련 기간 동안에 깨끗하고 매력적인 피부를 갖기는 매우 힘들 수밖에 없다.

여자 운동선수의 3대 건강문제와 피부문제

여자 운동선수의 3대 건강 문제란, 여자 운동선수들에게 흔히 발생하게 되는 3가지 의학적 문제로 구체적으로 식사 장애, 월경불순, 골다공증 혹은 골밀도 저하 현상을 말한다. 요즘 언론에서 완벽한 몸무게를 유지하고 날씬해지도록 10대들에게 무언의 압력을 넣고 있기 때문에, 이 문제는 점점 큰 걱정거리가 되고 있다.

체조, 댄싱, 수영, 스케이팅, 육상 선수들이 마르고 날씬해지려고 노력하는 것은 여자 운동선수에게 가장 큰 건강 위험 요인이다. 그리고 이들은 대체로 과도하게 땀을 흘리기 때문에 지속적으로 자극, 염증성 피부를 해결해야하는 입장이다.

일반 사람들보다 여자 운동선수들 중에 월경불순에 걸린 사람이 많다는 사실은 널리 알려져 있다. 월경불순은 에스트로겐 수치가 감소함으로써 생기며, 이는 골다공증의 원인으로 작용할 수 있다. 일반적으로 저칼로리 식사가 식사 장애를 일으키는 첫 번째 요인이지만, 과도한 운동이나 햇빛 노출도 식사 장애의 원인이 될 수 있다.

비교적 젊은 나이에 호르몬 불균형이나 월경불순, 운동 중독, 골밀도 저하 현상을 겪은 여성들은 흔히 여드름과 기타 피부 문제를 안고 있다. 일단 이 3가지 문제 중에 한 가지라도 치료하여 해결하면, 대체로 피부 상태도 호전된다. 만약 이런 피부 문제가 있다면 정확히 진단해서 적절한 치료를 할 수 있는 의사와 상담하길 바란다.

과하면 스트레스가 되는 운동

운동을 지나치게 하면 안 되는 또 하나의 중요한 이유가 있다. 그것은 스트레스다.

앞서 잠깐 노동이라고 말했지만, 운동이 심하면 몸은 그것을 하나의 스트레스로 받아들인다.

〈운동과 면역학 리뷰〉 저널에 보고 된 연구에 따르면 스트레스 받을 정도로, 가령 햇볕에 피부가 까맣게 그을릴 정도로 지나치게 심한 운동을 할 경우 우리 몸은 스트레스 호르몬인 코르티솔 *cortisol*을 더 많이 만든다. 코르티솔은 특정 면역 세포의 적절한 기능을 억제할 수 있다. 실제로 몇몇 연구 결과, 지구력을 필요로 하는 운동선수들이 훈련 기간이 연장되면 그 동안 질병에 걸릴 위험이 늘어난다는 사실이 밝혀졌다. 건강하자고 하는 운동이 오히려 독이 되는 것이다.

이제 우리는 피부를 충분히 보호하면서 근육을 알맞게 만들 수 있는 미니 운동과 방법을 알려주겠다. 그리고 운동 중 나타날 수 있는 피부 문제를 해결하는 법도 함께 제시하겠다.

＊

＊

＊

ACTION TIP!
미니운동

먼저 이 단계를 시작하기 전에 당신의 건강관리를 도와줄 전문가를 만나 자신의 정확한 몸의 건강상태를 아는 것이 필요하다. 만약 현재 나이가 50세 이상이면서 운동한 지 한참 되었다면, 운동을 시작하기에 앞서 의사나 건강관리 전문가와 상담하는 것이 좋다. 그러면 무리하지 않으면서 운동을 할 수 있는 기준을 세우게 될 것이다.

나는 이만큼

개인적 목표를 세우자.

왜 당신이 적절한 운동을 규칙적으로 시작하려 하는지 그 이유를 종이 위에 적어보라.

- 체력을 유지하려고 하는가?
- 몸무게를 줄이려고?
- 근육을 만들려고?
- 기분을 바꿔보려고?
- 전반적으로 건강해지려고?

그 이유가 뭐든 한번 적어보면 왜 운동을 위해 따로 시간을 내야하는지 목표가 명확해져 집중하는 데 도움이 될 것이다. 특히 이것은 여러 가지 일상 문제로 운동을 하려는 마음이 흔들릴 때 다시 한 번 자극을 줄 것이다.

적어도 하루에 30분, 일주일에 5일씩 규칙적으로

본인이 세운 운동 목표를 채우기 위해서는 우선 좋아하는 운동을 선택하는 게 중요하다. 그렇지 않을 경우 몇 주 지나 중도에 그만둘 수 있기 때문이다. 운동을 좋아하기 위해서는 음악도 좋은 방법이다.

그리고 운동이라고 항상 헬스클럽에 가야 한다거나 러닝머신을 뛰어야 하는 것이 아니다. 당신이 좋아하거나 꼭 해야 하는 집안일이나 일상 활동도 충분히 운동이 될 수 있다. 정원 가꾸기, 창문 닦기, 마당 쓸기, 장바구니 들기도 운동이다. 자녀들이나 손자들과 어울려 노는 것도 건강을 유지하기에 좋은 활동이며 본인이 목표한 적정 수준의 운동량을 채울 수 있다.

흥겨운 리듬과 함께!

미국 스프링필드 대학 인체 치료 학과의 연구학자들에 의하면, 사람들이 조용한 가운데 운동할 때보다 음악을 들으며 운동할 때 운동 지속 시간이 더 길어진다는 사실을 발견했다. 남녀 모두 실내에서 자전거 타기를 할 때 좋아하는 음악을 들으면 25~29%까지 운동 시간이 길어졌다고 한다.

과학적 연구를 통해 아직 결론이 나진 않았지만, 운동 전후로 5~10분 간 스트레칭이나 가볍게 걷기, 혹은 미용체조를 하는 것이 워밍업에 좋으며 운동 끝난 후 몸을 진정시키는 데도 도움이 된다. 스트레칭은 천천히 리듬을 타면서 움직여야 하며 한 동작은 30초간 유지해야 한다. 갑자기 스트레칭을 시작하거나 급하게 동작을 시작하면 몸에 무리가 된다. 다음에 나온 적당한 운동과 일상 활동 중에서 선택하면 일정 수준의 운동량을 채울 수 있다.

적당한 운동	일상 활동
에어로빅 (부담이 적은 쪽으로)	청소나 정원 관리하면서 허리 굽히기
자전거 타기	계단 올라가기
골프 (클럽 직접 들고 다니기)	친구 집 가기
하이킹	먼지 털기
쇼핑몰 구경하며 다니기	정원 가꾸기
계단 오르기	집안 가꾸기
수영	아이들 안아주기
산책	낙엽 끌어 모으기
수중 에어로빅	시장 가기

● 일상생활에서 할 수 있는 운동 ●

미니 웨이트트레이닝

근육운동, 즉 웨이트트레이닝은 우리 몸의 관절의 지탱하는 데 필요한 근육과 힘줄을 강하게 만드는 데 도움이 된다. 웨이트트레이닝 운동 기구나 자기 신체를 이용하여 팔, 어깨, 가슴, 상반신, 등, 엉덩이, 다리 근육을 강화할 수 있다.

웨이트트레이닝을 할 때 중요한 것은 갑자기 어렵게 하면 안 된다는 것이다. 처음에는 쉽게 할 수 있는 무게와 횟수로 시작한다. 그리고 점점 무게를 250~500g씩 늘리는 것이다.

여러 연구에 따르면, 8회 반복하면서 무게를 조금씩 늘리는 웨이트가 근육을 강화하고 튼튼하게 하는 데 효율적이라고 한다. 처음에 500g~1kg으로 시작하는 여성들도 있고, 7~10kg으로 시작하는 사람들도 있다. 그러니 본인에게 맞는 무게를 찾아라. 힘이 생기면 무게를 늘려간다. 한 번 들어올릴 때마다 천천히 집중해서, 최대한 효과를 거두길 바란다. 일주일에 2~3회 10분 정도가 좋다. 여러 연구에 따르면, 1세트만 해도 이 운동은 효과적이라고 한다. 더 많은 세트를 하면 근육이 피로해지거나 당신이 목표로 한 적당한 훈련에서 벗어날지도 모른다. 참고로 근육을 키울 수 있는 다양한 운동을 소개한다.

웨이트트레이닝

- 키와 길이가 같은 운동 로프 활용하기
- 탄력 밴드 활용하기
- 물을 저항으로 활용하여 장갑과 물차기 연습용 킥보드로 수영하기
- 바벨과 덤벨을 이용한 웨이트트레이닝

미니 유연성 운동

유연성 운동은 관절이 움직일 수 있는 모든 범위까지 아프지 않을 만큼 최대한 관절을 움직이는 것이다. 정확한 동작으로, 관절이 움직일 수

있는 최대한 몸을 뻗치고 관절을 움직이면 건강에 좋으며, 몸 전체의 혈액 흐름을 증가시키는 데 도움을 준다. 혈액 순환이 증가하면 피부 건강도 좋아진다.

스트레칭 동작에는 원칙이 있다.
첫 번째 – 동작이 매우 정확해야 하며
두 번째 – 어깨·둔부·골반·엉덩이·허벅지·종아리 등 주요 근육을 모두 포함시켜야 하고,
세 번째 – 통증 없이, 평소와 다른 불편함이 없을 정도까지만 관절을 최대로 움직이는 것이다.
네 번째 – 그리고 천천히 조금 아플 때까지 그 동작을 조금씩 늘려가라. 이렇게 1회만 하라.
전체 스트레칭 리스트와 어느 정도로 몸을 움직이는 것이 안전한지에 대해서는 의사, 전문 트레이너에게 자문을 구하는 것이 좋다.

바쁠 때도 간단히 미니운동

운동에 전념할 시간이 나지 않는다면, 10분 단위로 3~4개의 운동을 나누어 하면 좋다.

미니운동

- 일하기 전에 10분간 러닝머신 달리기
- 일하기 전에 10분간 자전거 타기
- 건물에 들어가기 전, 주차장에서 10분간 걷기
- 한낮에 러닝머신 위에서 10분간 걷기
- 10분간 스트레칭
- 10분간 여기저기 걸어 다니기(1,000보는 800 m에 해당한다)

운동할 때의 피부 보호 전략

운동하는 동안 피부를 건강하게 유지하라. 앞서 말한 것처럼 지나치게 운동하면서 햇볕에 피부를 그을리는 위험을 감수하면 안 된다. 피부에 염증을 일으키지 않으면서 규칙적으로 적절한 운동을 할 것을 권한다. 하지만 어떤 유형의 운동을 하더라도, 피부에 손상을 줄 가능성은 늘 존재한다. 물집이 생기고 햇볕에 그을리고 티눈이나 굳은살로 고생할 수 있는 것이다.

그 운동 피부 문제는 이렇게 해결하자.

여드름

되도록 장비는 없이

자전거 헬멧, 무릎이나 팔꿈치 보호대와 같이 몸에 잘 맞지 않는 장비와 나일론으로 만든 운동복을 입으면 운동하는 동안 피부가 쓸려서 홍조, 염증, 여드름을 유발할 수 있다. 운동 관련 여드름은 신체 내부에 문제가 있다기보다 주로 마찰에 의해서, 혹은 피부를 건드리는 물질 때문에 생긴다.

되도록 피부에 심하게 마찰되거나 자극을 줄 수 있는 섬유나 장비가 필요한 활동은 피하는 것이 좋다.

물집

편안한 신발을

대부분의 여성들이 운동을 하면서 물집이 잡히는 경험을 한다. 잘 안 맞는 신발 때문에 부드러운 피부가 계속 쓸려서 생길 수도 있으며 알레르기나 진균성 감염, 혹은 햇볕에 타서 생길 수도 있다. 물집 안의 액체는 약한 손상 때문에 피부 안쪽의 혈관에서 새어나온 것이다.

물집을 치료하는 최선책은 일단 거즈가 덧대인 일회용 반창고로 살짝 그 부위를 덮어 찢어지지 않도록 하는 것이다. 혹시 물집이 터지면 그 안의 액체가 나올 수 있으므로, 물집 부위를 깨끗이 유지하고 박테리아가 번식하지 않도록 일회용 반창고를 살짝 덮어두도록 하라.

만약 물집이 붉게 변하고 원래보다 크기가 커지거나 투명한 액체가 아닌 다른 이물질이 나온다면, 의사에게 달려가야 한다.

그리고 운동할 땐 항상 편하고 발을 잘 받쳐주는 신발을 신는 게 중요하다. 발에 안 맞는 불편한 신발 때문에 물집과 굳은살이 잡힐 위험이 커지기 때문이다. 여러 연구에 따르면, 대부분의 여성들이 너무 작은 신발을 신는다. 이러면 발과 발목에 압박이 심해져 결국 피부까지 손상을 입는 결과를 낳는다. 체중을 잘 받쳐주고, 피부나 관절에 비정상적인 압박을 가하지 않는 신발을 신자.

티눈과 굳은살

조심스럽게 잘라내기

티눈과 굳은살은 아주 흔한 문제로 특히 나이가 들면 많이 생긴다. 손이나 발에 보기 흉하게 피부가 두꺼워지는 것으로 아주 아플 수도 있다. 그 위에 반복적으로 압박이나 마찰이 생기면 굳은살이나 각질층을 형성하게 된다. 또한 이 과정을 통해 티눈이 생길 수도 있다.

이것 역시 발에 맞는 신발을 신는 것이 우선이다. 그리고 티눈이나 굳은살을 없애려면 깨끗한 도구를 사용해 조심스럽게 삐져나온 부분을 깎아낸다. 손톱 다듬는 줄이나 시중에 파는 액체나 고약 형태의 티눈 제거제를 활용해도 좋다.

집에서 이렇게 자가 치료를 해도 없어지지 않고 티눈의 크기가 크다면, 그리고 아프다면, 가까운 병원에 가거나 발 전문의에게 치료받아야 한다.

튼 입술

입술에 필요한 것

정기적으로 운동을 하는 여성들에게 입술이 트는 일은 흔한 문제로, 특히 건조한 겨울에 심하다. 이것은 주로 심한 추위나 지나친 난방, 바람 등의 원인으로 공기가 건조할 때 생긴다. 강박적으로 계속 입술에 침을 바르고 화장품을 바르면 입술을 더 거칠게 만들 수 있다. 촉촉한 입술을 위해서는 알맞은 성분을 포함한 입술보호제를 바르자.

입술에 필요한 성분 : 바셀린, 피마자유, 파라핀, 스쿠알렌, 카르나우바 왁스, 산화아연, 벤조페넨 3, 혹은 바이오 메이플 화합물

혹시 입 양끝이 갈라졌다면 산화아연을 발라주면 좋다. 아연은 수분을 잡아주고 염증방지와 항균 기능을 한다.

환경 화학물질

무엇이 위험한지를 알자

여러 가지 환경오염 인자들은 주로 바깥에서 운동하는 사람들에게 피부 문제를 일으킬 수 있다. 가령, 공장 지대에서 달리기를 하거나 최근에 제초제를 뿌린 곳에서는 운동을 피해야 한다. 수영장의 염소 성분은 피부와 머리카락에 모두 좋지 않아 운동과 관련된 또 다른 위험요인이다.

운동한 뒤나 염소를 뿌린 수영장에서 수영을 한 후엔 즉시 샤워하자. 땀은 피부에 염증을 일으키기 때문이다. 그리고 몸에 물기를 닦지 말고 그 상태에서 보습제를 듬뿍 바르자.

보습제는 바이오 메이플, 글리세린, 요소나 젖산 나트륨 같은 성분이 함유

된 제품이 좋은데 이것은 염소 때문에 건조해진 피부 상태를 중화시켜
준다.

발진(땀띠)

씻어내라

운동한 후 많은 여성들이 피부 땀띠에 대해 불평을 하곤 한다. 특히 허
벅지가 서로 부딪히거나 옷이 피부에 자극을 일으킬 경우에 그러하다.
선명한 붉은색 반점은 바로 피부염이다. 때때로 덥고 습한 조건에서 운
동하면 땀띠가 나기도 한다. 덥고 습한 곳은 세균이 자라기에 완벽한
조건이기 때문에 자극성 발진 혹은 곰팡이성 발진이 생길 수 있다. 피
부 위에서 정상적으로 발견되는 곰팡이성 발진은 갑자기 통제할 수 없
을 정도로 커져서, 피부가 붉게 변하고 부풀며 만져보면 살짝 열기가
느껴지기도 한다.

발진을 피하려면 운동한 후에는 즉시 땀에 젖은 옷을 벗어버리고 차가
운 물로 샤워해 땀과 박테리아를 피부에서 씻어내라. 젖은 수영복도 즉
시 벗어버려야 한다.

그래도 만약 발진이 생긴다면 **산화아연, 비사보롤, 알란토인, 바셀린**이 함
유된 크림을 발라주라.

이런 제품은 피부를 보호하고 치유를 앞당기는 데 도움이 될 것이다.
깨끗한 피부에 직접 살살 발라주어야 치료 효과가 있다. 단, 파우더는
쓰지 마라. 이런 것은 땀이 난 피부에 들러붙어서 결과적으로 박테리아
가 자랄 수 있는 완벽한 조건을 만들게 된다.

일광 화상

치료는 빠르게

누누이 말하지만 햇빛은 언제나 조심해야 한다. 하지만 햇빛을 완전히 막는 것은 쉽지 않다. 만약 약한 일광 화상을 입었을 경우, 즉시 치료를 하는 것이 중요하다. 얼음으로 열을 식히고 비스테로이드 항염증 약품이나 아세트아미노펜, 항히스타민제를 이용하라.

피부에 수분이 충분하다면 염증과 피부가 벗겨지는 것을 최소화할 수 있다. 만약 햇볕에 피부가 탔다 해도, 그 위에 매일 자외선 차단제를 발라 자외선 노출을 피하고 챙이 넓은 모자와 선글라스, 긴 소매와 긴 바지 등 헐렁한 옷을 입어야 한다.

미니운동

1. 나는 이만큼 : 왜 운동을 하는지 적기
2. 적어도 하루에 30분, 일주일에 5일씩 규칙적으로
3. 미니 웨이트트레이닝
4. 미니 유연성 운동
5. 바쁠 때도 간단히 미니운동
6. 운동 할 때의 피부 보호 전략

여기서 잠깐!-내게 필요한 화장품

아무화장품이나 쓰는가?
지식의 美의 열쇠다

지금까지 4단계의 프로그램을 통해서 피부가 근본적인 힘을 가질 수 있게 하였다.

이제 생활습관의 변화로 단단해진 피부 기초에 확실한 도움을 줄 화장품에 대해서 알아보자. 건강한 생활습관과 함께 자기에게 꼭 맞는 화장품을 올바르게 바른다면 그것도 피부에 엄청난 차이를 줄 수 있다.

모든 여성들이 많든 적든 날마다 화장품을 바른다. 하지만 어떤 성분이 어떻게 작용하고 어떤 성분이 어떤 피해를 주는지는 잘 알지 못한다.

그래서 화장품을 잘 아는 일부 의사나 전문가 중에서는 화장품이 오히려 피부에 바르는 '독'이 될 수 있다고 말하는 사람도 있다. 그러므로 자기가 쓰는 보습제, 마스크, 아이크림, 혹은 노화방지 제품의 성분을 제대로 알아야 한다. 그리고 그 성분이 피부의 젊음을 되살리는 데 효과가 있는지, 아니면 오히려 거칠고 얼굴에 흠집을 내는 해로운 것인지 알아야 한다.

여러 가지 화학성분과 전문용어들 때문에 처음에는 좀 어려울지도 모르겠다. 하지만 당신이 바르는 모든 화장품에 대한 기본적인 지식은 아름다운 피부를 위해 필요한 것이다. 또한 이것은 경제적으로나 시간적으로 당신이 범할지 모르는 많은 낭비와 실수를 줄일 수 있다.

다음 단계인 보습으로 넘어가기 전에, 당신이 꼭 알아야 할 화장품에 대해 알려주겠다. 이 정보를 바탕으로 당신의 피부를 아름답게 가꿔 줄 '화장품 생활습관'을 만들기 바란다.

우리를 유혹하는 약용화장품 (코스메슈티컬)

다행인지, 예전과는 달리 요즘에는 소비자들도 현명해져서 향기와 값비싼 브랜드로 포장한 화장품에 그다지 점수를 주지 않는다. 직접 효과가 있다고 검증된 제품을 찾고자 노력한다. 그래서 얼마 전부터는 약용화장품, 즉 코스메슈티컬이 큰 인기를 얻고 있다.

약용화장품은 쉽게 말해 약품과 같은 효능을 지닌 화장품이다. 하지만 아직까지 약품과 화장품을 구분하는 뚜렷한 경계선은 없다.

한국식품의약품안정청(KFDA)은 일반 화장품과 약용화장품을 따로 분류하지 않고 있다. 다만 기능성 화장품이 혼성 약용화장품으로 분류되고 있다. 그렇다면 약용화장품은 어떤 기능을 하는 것일까?

세포를 다시 살린다

약용화장품에 쓰이는 일부 성분은 세포를 생물학적으로 활성화 상태를 만든다. 즉 그 성분은 세포 차원에서 작용 한다는 뜻이다. 이 성분들은 세포가 태어나 늙고 없어지고 다시 태어나는 일련의 과정에 작용하여 이 세포재생을 활성화시키는 것이다. 특정 성분이 일종의 퍼즐같이 그것과 딱 맞는 수용체와 결합할 때 이런 기능을 하는데 그 딱 맞는 조각은 단 하나뿐이고 둘이 결합해야 제대로 기능할 수 있다.

세포 수용체라는 것은 세포막에 있는 특수 부위다. 비타민A의 파생물질인 레티노이드 *retinoids*는 세포 수용체 활성제의 좋은 예이다. 레티노이드는 세포막에 있는 특정 부위와 결합하거나 연결하여 자신의 성분을 세포로 전달한다. 그래서 레티노이드 수용체는 피부 세포의 분화, 조직, 색소형성에 중요한 역할을 한다.

수분 공급 회복

피부의 주된 역할 중 하나는 주변 환경에서 받는 손상과 감염으로부터 근육과 내부 장기, 뼈대를 보호하는 보호막 기능이다. 피부가 최적의 보호막 기능을 하는 데 있어 수분 공급은 매우 중요하다.

효과적인 약용화장품 성분의 제1기능은 피부 최적의 수분 공급 수준을 유지하거나 회복하는 일이다. 바셀린, 글리세린, 요소, 피돌산 (sodium PCA)을 기본으로 하는 보습제나 바이오 메이플(뒤에서 이 성분에 대해 소개할 것이다), 또는 유사 화합물은 피부에 즉각적인 수분 공급을 한다.

수분 공급에 대해서는 다음 장인 5단계 흠뻑 적시기에서 자세하게 이야기할 것이다.

각질제거 촉진

대개 약용화장품은 낮은 농도의 피부 각질 제거제를 함유하고 있다. 가령 글리콜릭산(glycolic acid), 젖산(알파 하이드록시산, AHA) 살리신산(베타 하이드록시산, BHA)이 있는데, 그것은 죽은 세포의 제거를 촉진하여 젊고 윤기 나는 피부 표면을 유지한다. 피부 각질 제거제는 외부 각질층의 죽은 세포를 떨어뜨리는 데 매우 효과적으로 작용한다. 그리고 모공이 커진 여드름성 피부와 갈라지는 건성피부에도 탁월한 효과를 낸다.

항산화 작용

항산화는 세포가 산화되어 노화하는 과정에 대비하여 피부를 보호하는 자연 방어 메커니즘 중의 하나이다. 항산화제 크림은 잠재적으로 해로운 주름 형성 활성산소에 대항할 수 있도록 도와준다. 활성산소는 주로 태양빛에 노출되어 만들어지고 염증을 일으키는데, 많은 전문가들은 이것이 피부 노화로 이어진다고 말한다. 그러므로 활성산소 작용을 최소화시키는 국소적 항산화제를 사용하면 피부 노화를 늦출 수 있다.

항산화제 화장품은 비타민 E, 비타민 A, 비타민 C, 녹차와 그 외 폴리페놀 등의 혼합성분이 함유된 수백 가지의 기타 화합물을 포함한다. 항산화제가 피부에 작용하는 지속시간은 비교적 짧다. 그래서 항산화제 제품을 반드시 반복적으로 발라줘야 한다.

염증 감소

염증이란 상처나 감염에 대한 몸의 반작용으로 알레르기, 혹은 화학적 과민 반응이다. 피부 염증의 증상은 홍조, 부기, 열기, 그리고 상처 부위의 혈관 확장으로 인한 통증 같은 것이다. 여러 국소 약용화장품은 치료 활성 성분이 함유되어 있다. 이는 피부가 따끔거리거나 당기는 증상, 혹은 홍조나 뾰루지 같은 눈에 보이는 염증 반응을 일으킬 수 있는 성분이다. 따라서 이런 제조품 속에 항염증 성분을 혼합하여 불필요한 반응을 차단시키고, 부작용 발생을 최소화하면서 좀더 효과적인 치료 활성 성분을 쓸 수 있도록 만들어진다.

나는 주로 피부 염증을 줄이고 각질제거로 인한 피부를 보호하기 위해 니아신아마이드 *Niacinamide*나 카모마일에서 추출한 비사보롤 *bisabolol* 같은 식물 추출물을 첨가한다. 또한 토코페롤 아세트산이나 아스코르빈산 인산염 같은 비타민을 첨가하기도 한다. 둘 다 항산화제 속성을 갖고 있다. 간혹 아세틸 헥사 펩타이드 3(아르기렐린 *Argireline*) 같은 생물학적 합성, 활성 펩타이드를 첨가할 때도 있다. 이는 천연 분자와 아주 유사하여 치료 속성을 지니고 있다.

흔히 사용되는 염증 방지 성분

1. 알파 리포산 *Alpha liporic acid*

2. 베타 글루칸 *Beta-glucan* (효모 추출 다당류)

3. 비사보롤 *Bisaborol* (카모마일 추출물)

4. 카놀라유 *Canola oil*

5. 녹차 추출물

6. 감초 추출물

7. 귀리 추출물

8. 콩 추출물

9. 비타민 E (토코페롤)

10. 비타민 C (L 아스코르빈산)

잠깐! 천연 성분? 합성 성분?

내가 사람들에게 약용화장품과 피부 노화에 관해 약사로 이야기할 때마다, 예외 없이 그들은 제품이 천연 성분인지 물어본다. 물론 천연 성분이 인간과 환경에 더욱 안전하고 건강하다는 인식이 있음을 잘 안다. 그러나 동시에 나는 천연 제품이 무엇인지 규정하는 정의가 없다는 것도 잘 안다. 나는 약사로서 천연 성분에 대해 상당한 존경과 동시에 불신을 함께 갖고 있다.

천연 물질 중에는 수천 년을 내려온 것도 있다. 그래서 이런 물질은 인공 성분보다 더 안전하다는 인식이 존재한다. 그렇다 해도 천연 물질을 피부에 바르는 화장품 안에 넣으려면 예상되지 의외의 못한 부작용을 막기 위해 세심하게 조사하야 한다.

나는 제약업계에 오랫동안 종사했기 때문에, 사람의 생명을 구하는 치료 성분의 절대다수가 과학 실험실에서의 합성물이라는 것을 잘 안다. 사실 이런 치료 성분들 중에 천연 물질에서 나온 것은 소수에 불과하다.

지식은 시계를 돌릴 수 있는 힘

그럼 구체적으로 하나 하나 성분들을 살펴보자. 어렵다고 생각하지 말자. 아는 만큼 내 피부 시계를 거꾸로 돌릴 수 있을 테니 말이다.

레티노이드

흔히 주름을 펴는 성분, 레티놀로 알고 있는 레티노이드는 항산화제로 세포 분화, 시력, 재생, 뼈 성장에 중요한 역할을 하는 지용성 화합물이다. 국소적으로 레티놀은 비타민 A의 가장 활성화된 형태 중 하나이며 우유와 비타민 A 보강 식품에서 찾을 수 있다. 레티놀은 레테노이드산과 다른 형태의 비타민 A로 전환될 수 있다. 비타민 A 가 들어 있는, 트레티노인 *tretinoin* 은 크림이나 젤 타입의 처방 약물로서, 햇빛에 손상된 피부를 개선하고 거친 잔주름을 줄여주며 피부 변색 부위를 정상화시키는 데 유용하게 쓰인다.

AHA, 알파 하이드록시산

알파 하이드록시산, AHA는 피부관리 제품에 널리 쓰이는 성분이다.
AHA의 장점을 보자.

첫 번째 – AHA는 피부의 각질제거를 촉진하여 건강한 모습에, 좀 더
깨끗한 얼굴을 만들어주는 효과가 있다.

두 번째 – AHA 계열 제품은 수분공급을 원활히 해준다.

세 번째 – AHA는 감귤류, 사과, 배, 우유 등 천연 물질에서 추출되
었다. 천연 성분이었기 때문에 사람들은 얼굴에 AHA를 바르는 것
을 흔쾌히 받아들였다.

네 번째 – AHA는 피부 재생을 위한 가장 안전한 방법이다.

하지만 그 효능은 화장품 안에 들어 있는 AHA 타입과 농축도,
PH(산도), 기타 여러 성분에 따라 다르다. 아래 목록에 나와 있다시피,
기타 여러 성분과 다양한 AHA가 결합하여 쓰인다. 화장품 안에 가장
흔하게 사용되는 AHA는 글리콜릭산과 젖산이다.

만약 당신이 갖고 있는 제품에 다음 중 어느 한 가지 성분이 들어 있
다면, 그것은 곧 AHA 성분이 함유된 것이다.

AHA를 함유한 성분

- 글리콜릭산

- 젖산

- 글리콜릭산 + 암모니움 글리콜산 *ammonium glycolate*

- AHA + 암모니움 알파 하이드록시에타노에이트 *Ammonium alpha*

hydroxyethanoate

- 알파 하이드록시 옥탄산 _alpha hydroxyoctanoic acid_
- 알파 하이드록시 카프릴산 _alpha hydroxycaprylic acid_
- 하이드록시 카프릴산
- 혼합 과일산 _mixed fruit acid_
- 트리 알파 하이드록시 과일산 _tri-alpha hydroxy fruit acid_
- 사탕수수 추출물
- 알파 하이드록시와 식물성 성분
- L-알파 하이드록시 산
- 가교제 지방산 알파 뉴트리움 내 글리코머 _glycomer in cross-linked fatty acids alpha nutrium_

그 밖의 성분들

이제는 다른 효과적 성분을 피부에 발랐을 때 어떤 역할을 하는지 설명하려고 한다. 아래 성분들은 로션, 크림, 연고 등에 흔하게 쓰이기 때문에 정확한 정보를 알고 사용하는 것이 중요하다.

여러 가지 성분 알아보기

- 알란토인

  식물에서 추출하거나 요산의 부산물로 얻을 수 있다. 염증을 가라앉히고 줄여주기 위한 항 자극 성분으로 화장품에 쓰인다.

- 아미노 올리고

  아미노산 펩타이드와 관련 있는 아연이나 구리 같은 광물을 포

함한 화합물 종류이다. 화장품 안에 치료, 노화 방지 성분으로
쓰인다.

■ 아젤릭산

밀, 호밀, 보리 같은 곡물 성분으로 여드름 치료와 일부 노화 방지
피부 제품에 쓰인다.

■ 과산화 벤조일

피부 건조 효과가 있는 항박테리아 물질로 고름이 나는 여드름,
뾰루지, 물집 등의 염증성 피부에 탁월한 효능을 나타낸다. 이 성
분을 사용할 땐 항상 오일프리 자외선 차단제를 발라 피부를 보
호해야 한다.

■ 바이오 메이플

천연 생리학적 습윤제 / 보습제로 단당-다당류, 아미노산, 폴리페
놀, 사과산, 이소플라본*isoflavon*, 그리고 칼슘, 칼륨, 인 등 미네
랄, 기타 식물 생장 물질 등이 들어있다. 바이오 메이플은 독성이
없으며 수분을 끌어당기는 분자 혼합물, 영양소, 천연 발생 AHA,
주름방지 항산화제, 그리고 보습 노화방지 아미노산 펩타이드가
들어 있다.

■ 카르나우바 왁스

야자수 잎에서 얻은 천연왁스로 주로 화장품에서 단단하게 막을
형성하는 성분으로 쓰인다.

■ 세라마이드

자연적으로 발생하는 피지인데 피부 외부 구조의 한 부분으로써
피부가 수분을 보유하는 수용력을 좌우하는 중요한 물질이다.

- 콜레스테롤

피부의 피지에서 자연적으로 발견되는 지질로써 수분 결합 기능이 있고 정상적인 피부 보호막 기능을 회복하는 데 매우 중요한 물질이다.

- 글리세린(글리세롤)

습한 조건에서 가장 효과가 좋은 보습 성분이다.

- 글리코릭산

AHA로써 의사의 처방전 없이 살 수 있는 박피제와 보습제 중에 중간 강도로 쓰인다. 좀 더 강한 필링 효과를 보기 위해서 스파에서 20~30%를 사용하고, 박피를 시술하는 의사들은 70%를 이용한다.

- 하이드로퀴논

피부를 밝게 만드는 성분으로 흔히 쓰이는 물질로 기미, 주근깨, 검버섯 치료를 할 때 부분적으로 바른다. 하이드로퀴논을 사용할 때 자외선 차단제를 꼭 발라주어야 한다.

- 코직산

쌀이 발효할 때 생기는 부산물로써 멜라닌 생성을 억제하여 피부를 환하게 해주는 제품에 쓰인다.

- 레시틴

식물과 동물의 세포막에서 발견되는 사람의 피지성분으로 화장품 제조시 피부를 부드럽게 하고 수분 결합 기능을 하는 성분으로 쓰인다.

- 멘틸 락테이트

멘톨 *menthol*의 파생물질로 크림과 로션에 함유돼 피부의 열을 식혀주는 성분으로 쓰인다.

■ 미네랄 오일

유동 파라핀, 유동 바셀린, 화이트 미네랄 오일, 화이트 파라핀 오일 등으로 불리는데 피부 건조와 자극을 예방하는 데 쓰인다.

■ 뮤코다당제

글리코사미노클리켄 *glycosaminoglycan* 으로 알려진 성분의 하나로 수분 결합력이 높아 탁월한 보습 물질이다.

■ 뽕나무 추출물

피부를 단단하게 조여주는 아스트린젠트와 항박테리아 특성을 지닌 물질이다.

■ 올레산

동물성, 식물성 오일에서 발견되는 필수 지방산으로 정상적인 피부 보호막 기능을 회복시키는 크림에 쓰인다.

■ 펩타이드

항염증 특성이 있어 피부 상처 치료에 쓰이며, 약용화장품 제조시 피부를 단단하게 만들어주고 주름을 줄여주는 성분으로 사용된다.

■ 바셀린

약용화장품안 다른 여러 가지 성분들의 베이스 역할을 하는 보습 물질이다. 그리고 그 자체 막을 형성하는 차단 성질 때문에 가벼운 수분 손실을 방지하는 효과가 있다.

■ 식물스테롤(phytosterol)

콩, 밀 등의 식물에서 찾아낸 콜레스테롤과 비슷한 분자로서 크림과 로션에서 연화제로 쓰인다.

- 살리신산

여드름 치료 제품에 사용되며 건선, 비듬, 생식기 사마귀, 티눈 치료제로 쓰인다. 이를 국소적으로 사용하면 죽은 피부 세포 제거를 촉진시킨다.

- 히알루론산 나트륨

피부의 수분 함유를 유지시키는 가장 탁월한 물질로, 피부에 매우 안전하여 자극을 주지 않는다.

- 젖산 나트륨

수분을 끌어들이는 습윤 성질로 인해 탁월한 보습제이며, 죽은 피부 세포를 박피 제거하는데 도움이 된다.

- Na PCA(sodium pyrrolidone carboxylate sodium PCA)

모든 살아 있는 세포에 존재하는 천연 보습제인데, 나이가 들면서 그 생성이 감소한다.

- 콩 단백질

피부를 단단히 조이는 효과가 있다. 그리고 표피층에 뛰어난 보습막을 형성하여 피부를 보호해주고 피부 표면이 주름지거나 거칠어지는 상태를 최소화시킨다.

- 스쿠알렌

사람의 피부에서 자연적으로 발생하는 기름이다. 뛰어난 피부 연화제로 피부를 보호하고 보습을 유지하는 탁월한 기능을 한다.

- 요소

보습 성분으로 거칠고 건조한 피부 관리에 쓰인다. 10~25%의 고 농축상태에서 가려움 방지 기능을 하며, 각질용해제로서 피부를 연하게 만들어 각질을 제거하는 역할도 한다.

■ 비타민 C, 아스코르빈산

과일과 채소에 있는 수용성 항산화제이다. 항산화제로 쓰이며 피부를 환하게 해주는 물질이며 박피제로도 쓰인다. 이를 집중 치료제로 제조했을 때 그 효능이 다소 논란의 여지가 있기 때문에, 나는 보통 비타민 C를 집중 치료제으로 사용할 때, 다른 성분과 혼합하는 편이다.

■ 비타민 E

식물 오일, 견과류, 정백하지 않은 곡물과 엽채류에서 찾아낸 지용성 항산화제로 항산화제 기능을 하는 크림과 로션에 쓰인다. 그래서 활성산소의 해로운 영향으로부터 피부 세포를 보호하며, 다른 연화 물질과 함께 피부 건조와 상처 조직을 치료하는 데 사용한다.

■ 조록나무 추출물

하마멜리스 식물에서 얻은 천연 추출물로 화장품을 만들 때 항산화제와 아스트린젠트로 쓰이며, 자체 탄닌 성분 때문에 강장제로도 쓰인다.

내게 필요한 성분은?

1장에서 논의했듯이 당신 피부의 노화 위험요인과 구체적인 피부 문제를 잘 알게 되면, 당신 피부에 맞는 가장 유용한 치유 성분을 찾을 수 있다. 각각의 성분이 어떤 작용을 하는지 차츰 알게 되면, 당신은 피부 관리 제품의 전문 용어를 읽고서 그 성분이 효능이 있을지, 없을지 혹은 오히려 피부를 자극하거나 손상시킬지 인식할 수 있다.

이제부터 나는 앞 장에서 다양하게 설명한 여러 가지 피부 문제를 해결하는 데 유용한 약용화장품에 내가 직접 사용하는 성분이 무엇인지 알려드리고자 한다.

다음에 나올 일반적인 피부 문제를 찬찬히 읽어보고 당신에게 해당하는 사항에 표시를 하라. 그런 뒤에 이런 문제를 해결하는 성분 확인하자.

피부문제와 추천성분

■ 가려운 피부

추천 성분: 바셀린 *Petrolatum*, 멘틸 락테이트 *Menthyl Lactate*, 비사보롤, 알란토인 *allantoin*, 산화 아연 *zinc oxide*

■ 건조한 피부

추천 성분: 바셀린, 스쿠알렌, 요소, 올레산, 레시틴, 바이오 메이플, 세라마이드, 히알루론산, 콜레스테롤, 젖산염 *sodium lactate*

■ 정상 피부

추천 성분: 바셀린, 글리세린, 히알루론산, 인지질 *phospholipids* 스쿠알렌

■ 벗겨지기 쉬운 피부

추천 성분: 바셀린, 살리신산, 미네랄 오일, 스쿠알렌, 홍화씨유 *safflower oil*

■ 지성 피부

추천 성분: 살리신산, 글리콜릭산, 젖산, 조록나무 추출물(하마멜리스 *witch hazel*)

- 성인 여드름

  추천 성분 : 과산화 벤조일 *Benzoyl peroxide*, 살리신산, 레조르시놀 *resorcinol*, 아젤라익산 *azelaic acid*, 레티노이드

- 알레르기성 피부

  추천 성분: 바셀린, 글리세린, 피돌산, 히알루론산 나트륨 *sodium hyaluronate*, 요소

- 눈가 주름

  추천 성분 : 히알루론산, 바셀린, 스쿠알렌, 콩 단백질 *soya protein*, 아미노 올리고엘리먼트 *amino oligoelement*, 세라마이드

- 눈 밑 다크서클

  추천 성분 : 비타민 K, 이산화규소 *silica*, 헤스페레틴 *hesperetin*, 아연 올리고펩타이드 *zinc oligopeptide*

- 웃음 주름(팔자주름)

  추천 성분 : 세라마이드, 바셀린, 인지질, 소야 스테롤 *soya sterol*, 콜레스테롤

- 입술 주름

  추천 성분 : 바셀린, 파라핀, 스쿠알렌, 카르나우바 왁 *carnauba wax*

- 늘어지고 처진 피부

  추천 성분 : 콩 단백질, 소야 스테롤, 뽕나무 추출물, 인지질, 세라마이드

- 붉게 상기된 주사비 타입의 피부

  추천 성분 : 비사보롤, 스쿠알렌, 바이오 메이플, 글리세린, 니아시라마이드 *niaciramide*, 마이크로 징크 옥사이드 *micronized zinc oxide*

- 광손상 반점 혹은 노화성 반점

  추천 성분: 하이드로퀴논 *hydroquinone*, 코직산 *kojic acid*, 살리신산, 비타민 C *vitamin C*

- 햇볕에 손상된 피부

  추천 성분: 모든 AHA, 살리신산, 세라마이드, 바이오 메이플, 식물스테롤, 피돌산, 뮤코다당체 *mucopolysaccharides*

알고 바르자

이번 장을 읽고 나서 당신이 갖고 있는 여러 가지 화장품을 다 가져와서 마치 가공식품 라벨을 읽어보듯 화장품 뒷면의 라벨을 읽어보기 바란다. 그 라벨에 적힌 성분과 이 장에서 설명했던 성분과 비교해보라. 과연 당신 피부 문제를 개선시킬 수 있는 가장 효과적인 제품을 사용하고 있는지 확인하자.

지금 당장 당신의 노화 피부를 되돌리기 위해 시작해야 할 것들은 너무 무리해서도 안 되며, 너무 시간이 오래 걸려도 안 되며, 너무 비싼 것도 안 된다. 그 대신 최신 과학 연구와 약제사의 전문가적 조언으로 무장한다면, 당신은 앞으로 오랫동안 섹시하고 젊어 보이는 피부가 될 수 있다.

다섯 번째

흠뻑 적시기 – 촉촉한 피부

피부에 직접 수분을 주자

마르지 않는 피부 만들기

앞선 네 가지 방법은 몸의 기초적인 기능을 되살려 피부를 아름답게 가꾸는 것이다. 이제까지는 말 그대로 기본기를 닦은 것이다. 그리고 화장품이 어떤 성분인지도 알았다. 이제 피부관리의 핵심으로 들어가 보자. **직접적으로** 피부에 충분한 영양과 수분을 공급하는 것이다.

왜 이렇게 거칠어졌죠?

"저는 원래 건조한 피부라서 유분이 많은 보습제를 써요. 그런데 언젠가부터 계속 뾰루지가 올라오는 거예요. 이유를 알 수가 없어요. 왜 그런 거죠?"

- 키트, 32세

"사진을 첨부합니다. 저는 야외 활동을 무척 좋아하고 어떻게든 밖에서 많이 보내려고 애쓰는 사람이에요. 일년 내내 이곳 대학에서 학생들을 가르치는 일을 하지만 여름엔 친구들, 가족들과 함께 보트타기를 즐기죠. 또 겨울이면 스키장에서 살다시피 하고요. 그래서 그런 것인지는 모르겠지만 제 얼굴은 보습제를 발라도 소용없이 따끔거리고 오히려 얼굴이 더 붉어져요. 혹시라도 보습제를 안 쓰면, 각질이 벗겨지는 등 증상이 얼굴에 드러나 버리죠. 제 피부를 되돌리려면 어떤 구체적인 프로그램이 필요하다는 생각이 드는군요. 최고의 제품에 대해 조언을 좀 해주세요."

- 에린, 36세

"제가 알기로 제 피부는 지성이에요. 그래서 가끔 여드름이 나곤 했어요. 그런데 지난 1년 동안 갑자기 부옇게 각질이 일어나고 벗겨질 정도로 건조한 피부가 되고 말았지 뭐예요. 여드름은 예전보다 줄었지만 혹시 안 쓰던 보습제를 바르기라도 하면 금방 다시 나고 말죠. 정말 열심히 라벨을 읽어보는 편이라 어떤 성분을 얼굴에 바르고 있는지도 잘 아는데, 그래도 별로 소용이 없네요. 제 피부에 딱 맞춘 특별 제품을 골라주실 수 있을까요?"

―수잔, 37세

"전 맑은 날씨로 유명한 남부 플로리다에 살다가 최근에 추운 시카고 교외로 이사 왔어요. 그런데 제 피부를 어떻게 치료해야 할 지 정말 답이 안 나올 정도랍니다. 남부 플로리다에 살 땐 가볍게 매일 보습제와 자외선 차단제만 발라주면 아무런 문제가 없었어요. 전 중복합성 피부였죠. 하지만 폐경이 되고 매서운 추위와 칼바람으로 유명한 시카고에서 계속 지내다보니 피부가 건조해지고 말았어요. 어떻게 관리를 해도 얼굴은 계속 화끈거리고, 부스럼도 생기고, 트고 갈라져요. 제 피부를 진정시키려면 뭘 써야 하죠? 여름이 되면 유분이 많은 보습제가 필요 없을 텐데, 그 땐 또 뭘 써야 하나요?"

―57세, 폴라

피부에 문제가 생기면 우리는 가장 먼저 화장품에 의지한다. 하지만 화장품을 바꾼다 해도 적절한 도움을 얻지 못하고 오히려 피부의 문제가 심해지거나 더 거칠어지는 경우가 많다. 그것은 바로 자신의 피부가 어떤 피부인지, 그것에 맞는 성분은 무엇인지를 잘 알지 못하기 때문이다.

나는 어떤 피부인가?

당신의 피부 타입을 찾아라.

화장품을 선택하기 전, 우선 본인 피부 타입을 신중하게 평가하는 일이 중요하다. 그리고 자신의 피부에 뭐가 필요한지 빠짐없이 알아보자.

당신의 피부 타입은 세 가지 기준으로 판단한다.

1. 수분 성분 : 피부의 유연성
2. 지질 성분 : 영양과 부드러움
3. 민감도 : 피부의 저항력과 내성

다음 목록을 보고 본인의 피부 타입을 찾아라. 일단 피부 타입을 결정하고 나면, 그 균형을 유지하는 방법을 알려주겠다.

중성 피부
- 피지 분비가 균형을 이룬다
- 이마와 코, T존 부위가 약간 번들거린다
- 블랙헤드가 조금 생길 가능성이 있다
- 모공이 보이나 넓어지지 않았다

건성 피부
- 피지 분비가 부족하다
- 피부가 얇다
- T존에 비해 두 뺨이 더 건조한 편이다
- 불편하게 당기는 느낌이 든다
- 잔주름이 생긴다
- 얼굴에 윤기가 없다
- 주변 환경 요인에 민감하다

지성 피부

- 피지 분비가 심하다
- 피부 결이 좀 두꺼운 편이다
- 얼굴이 번들거린다
- 만져보면 유분이 있다
- 여드름성 블랙헤드가 생긴다

피부 타입별로 필요한 특수성분

수 년 전에 나는 피부 수분 공급의 원칙을 좀 더 알아보려고 실험을 했다. 그 실험을 통해 단순히 증상이 아니라 피부 자체를 치료하는 일이 얼마나 중요한지 깨달았다.

나는 환자의 굳은살에서 피부를 조금 떼어 두 개로 나누었다. 한 쪽은 기름 안에 넣고, 또 한 쪽은 물 안에 넣고 꽉 닫아두었다. 72시간 후 양쪽을 열어보니 기름에 담가둔 굳은살은 그대로 딱딱하고 굳은 상태였지만 물에 담가둔 굳은살은 부드럽고 유연하게 변해 있었다. 나는 이 결과를 실험 일지에 기록했다.

그리고 물에 담가둔 굳은살을 공기 중에 8시간 동안 뚜껑을 연 채 방치해 보았다. 그 굳은살은 이내 유연성과 수분을 상실하고 원래 딱딱한 상태로 변하고 말았다. 이 역시 실험 일지에 기록하였다.

나는 이 실험을 통해서, 피부에 수분을 공급하는 것도 중요하지만 그것보다 더 중요한 것은 일상생활에서 수분을 그대로 유지하도록 하는 것이라는 것을 확인할 수 있었다. 그리고 그 수분을 유지하는 성분

은 인체의 자연 보습기능과 유사하고 그 기능을 따라할 수 있는 특수성
분이어야 했다. 결과적으로 그 성분은 피부 타입별로 달랐다.

피부관리 제품에 사용할 수 있는 성분이 어떤 것인지 알면 포괄적인
피부문제의 치료 효과를 거두는 데 도움이 될 수 있다. 그 좋은 예가 바
셀린이다. 바셀린은 약품과 화장품 양쪽에 모두 쓰인다. 그만큼 안전
하고 자극이 없는 피부 보습제로 특히 건조한 피부에 효과 만점이다.
기타 보습 강화 물질로 세라마이드, 콜레스테롤, 피돌산이 있다.

중성피부

중성 피부는 모공이 거의 눈에 띄지 않고, 피부 결이 매끈하고 부드
러우며 피부가 벗겨져 생긴 점도 없다. 피부 표면은 유연하고 탱탱하며
번들거리거나 메마르지 않다. 수분과 유분의 양이 균형을 이루고 혈액
순환도 좋아서 결점이 거의 없다.

중성 피부의 목표 : 유지하라, 보습하라, 보호하라
중성피부라 할지라도 수분과 유분의 균형을 계속 유지하기 위해서
는 특별한 주의가 필요하다. 다시 말하면 이 균형을 깨뜨리지 않도록
알맞은 성분을 써야 한다. 자극이나 염증을 일으키고 수분을 뺏어가
거나 일광피부염(빛에 대한 알레르기 반응)을 발생시킬 수 있는 제품을
피하라.

※ 필요 성분 : 바셀린, 미네랄 오일, 실리콘 폴리머, 디메티콘, 사이클로메티콘, PVP

건성피부

건성 피부는 모공이 거의 겉으로 보이지 않으나 메마르고 거칠고, 각질이 떨어진다. 그리고 피부 표면이 가렵거나 얇고 연하다. 이런 건성 증상은 몸의 어느 부위에서나 발생할 수 있으나 특히 피부의 세 가지 층 가운데에서 표피가 건성 피부 문제의 핵심이다.

대부분의 사람들이 피지 부족으로 건성 피부가 된다고들 생각하지만, 그렇지 않다. 건조하고 각질이 벗겨지는 피부는 피부 외층으로부터 세포가 한 개 씩 떨어져 나가는 것이 아니라 비정상적으로 떨어져나가기 때문이다.

피부의 천연 오일인 피지나 보습크림으로 피부에 막을 형성해주면 수분 손실을 막는 데 도움이 된다. 그러나 이런 물질이 효과를 발휘하려면 우선적으로 피부에 수분이 공급되어야 한다.

건성 피부의 목표 : 치료하라, 영양을 공급하라, 보호하라

건성 피부는 건조한 열기, 뜨거운 물 샤워나 목욕, 까칠한 옷, 자극적인 클렌징 제품을 피하면서 항상 충분한 수분 공급을 유지하는 일이 매우 중요하다.

비누는 피부로부터 천연 지질을 빼앗아, 벗겨지기 쉽고 각질이 일어나고 푸석푸석한 상태로 만들기 때문에 액상 형태의 보습 세안제를 사용하라. 또한 목욕 후엔 아직 물기가 남아 있는 상태에서 즉시 보습제로 흠뻑 보습을 해주라. 가끔 피부가 지나치게 건조할 때 오트밀로 목욕을 하면 좋다.

겨울철에는 차가운 공기, 건조한 바람, 낮은 습도가 한 데 어울려 수분의 증발을 늘리고 땀의 배출을 줄여버린다. 그 결과 피부가 메마르고 갈라져 쉽게 벗겨지고 푸석푸석해지고, 심지어 피가 나는 경우도 있다. 공기 중에 습도를 높이려면 집 안에 가습기를 사용하거나 최소한 잠잘 때만이라도 침실에 가습기를 켜자. 가습기 물병을 정기적으로 깨끗이 씻어 그 안에 곰팡이와 세균이 번식하지 않도록 조심해야 한다.

그리고 현재 식단을 살펴서 필수 지방산을 많이 섭취하는지 확인하라. 지방은 첫 번째 피부구세주에서 이미 언급한 대로 꼭 필요하다.

또 햇빛을 피하고 담배연기로 꽉 찬 사무실이나 방에 있는 일을 피하라. 흡연은 혈관 수축을 일으켜 피부 모세관이 공급하는 산소와 기타 영양소를 감소시킨다.

※ 필요 성분 : 글리세린, 젖산, 젖산 나트륨, 요소, AHA, 바셀린, 스쿠알렌, 라놀린, 채종유

악건성 피부를 위한 특별 조언

- 겨울철에는 대부분 피부가 아주 건조하다. 집안이나 침실에 가습기를 두어 공기 중에 수분을 충분히 공급하는 것이 좋다.
- 또 피부의 천연 피지를 유지하기 위해 이틀에 한번씩 목욕하라.
- 사우나에 가서 목욕하거나 샤워하는 것을 피하라. 사우나는 피부의 유분층을 벗겨낸다.
- 지나치게 클렌징하는 것도 피지를 벗겨내므로 피하라.

중복합성 피부

전체 인구의 3/4은 중복합성 피부다. 중복합성이란, 보통 관자놀이와 양쪽 뺨 주변은 건조하고 T존 부위는 지성인 피부를 말한다. 중복합성 피부는 모공이 커서 블랙헤드가 생길 가능성이 높다. 이런 피부는 종종 악건성이나 극지성으로 바뀌는 경우가 많다. 그래서 뺨이 까칠해 보인다. 계절에 따라 지성과 건성이 뒤바뀌는 수도 있다. 보통 날씨가 차가우면 더욱 건조해지는데, 겨울철엔 지성 피부조차 거칠어지고 자극을 받을 수 있다.

중복합성 피부의 목표 : 균형을 유지하라, 유분을 조절하라, 보호하라

복합성 피부는 두 가지 피부 타입이 서로 충돌하고 있기 때문에, 피부 목표를 달성하려면 관리 제품을 한 가지 이상 사용하는 것이 좋다. 일반적으로 유당 조직의 로션 같은 세안제는 양쪽 뺨 주변의 수분을 빼앗지 않으면서도 과다한 유분을 제거할 수 있다. 이런 형태의 클렌저는 뽀득뽀득한 세안 느낌과 함께 피부를 유연하고 부드럽게 만들어 준다. 가볍고 미세한 보습제를 먼저 바르고 그 위에 스킨 토너를 함께 사용하면 유분과 번들거림을 관리하고, 보습이 필요한 피부 주변에 수분을 가두며, 햇빛에 손상된 피부를 보호하는 데 도움이 된다.

※ 필요 성분 : 바셀린, 미네랄 오일, 채종유, 실리콘 폴리머, 디메티콘, 사이클로디메티콘, PVP.

지성 피부

　지성 피부의 특징은 크고 넓어진 모공, 번들거리는 얼굴, 블랙헤드, 그리고 뾰루지이다. 여러 가지 호르몬이 피지 생성에 영향을 주기 때문에, 호르몬 수치에 영향을 주는 모든 요인들이 바로 피부에도 직접 관여한다. 예를 들어 나이와 스트레스, 피임약 등이 이에 해당한다.

　좁쌀여드름, 블랙헤드가 특히 많은 상태로 그 결과 여드름과 염증성 뾰루지가 자주 생긴다. 피부 표면의 모공이 서로 엉킬 때 여드름이 발생하는 것이다. 이런 현상은 피지선이 피지를 과도하게 분비할 때 일어나는데 그 결과 모공이 먼지, 박테리아, 노폐물에 막혀버린다.

지성 피부의 목표 : 유분을 잡아라, 수분을 공급하라, 보호하라

　보통 10대들에게 지성 피부는 여드름의 주범이지만, 성인의 지성 피부는 오히려 장점이 있다. 건성 피부보다는 각종 피부 문제에 좀더 강하다. 하지만 지성 피부라 해도 보습이 꼭 필요하므로 유분기 없는 보습제를 사용해야 한다.

※ 필요성분 : 수용성 실리콘 폴리머, 디메티콘, 사이클로디메티콘, PVP

　참고로 자신의 피부를 좀더 정확하게 알 수 있도록 피부색과 성별에 따른 피부의 장점과 단점을 제시한다.

분류	이래서 위험하다	이래서 좋다
흰색	자외선 손상	모공이 작고 염증 발생률이 낮다
갈색	염증·수술 후 심한 흉터·찰과상이나 레이저 시술 후에 나타나는 부분적인 색소	자외선과 피부 처짐, 주름에 대한 저항력이 있다

	침착	
황색	'창백한 안색과 사소한 염증→뚜렷한 주름→부분적인 색소침착' 순으로 피부가 손상된다	모공이 가장 작고, 자외선 저항력이 있다
여자	피부층이 얇아지는 속도가 비정상적으로 빨라진다. 자외선에 약하고 건조하다	세심한 관리로 인한 예방
남자	무관심으로 피부암 같은 피부질환이 발생할 가능성이 높다	피부가 두껍고 자외선에 강하며 여성에 비해 덜 건조하다

●피부색과 성별에 따른 피부 성격 ● – 출처《주름과의 전쟁, 링클케어》니콜라스 페리콘, 한언

조심해야 할 성분

주름, 탄력 등 나이가 들면서 변하는 피부에 대해 허위 정보와 잘못된 이야기가 많은데, 대부분 올바른 지식이 없기 때문이다. 대다수의 여성들은 본인 피부에 특별히 무엇이 필요한지 잘 모른다. 더구나 자주 광고되는 보습제 안에 얼굴과 몸에 발라도 되는 성분이 무엇인지, 바르면 안 되는 물질이 무엇인지 모르는 건 말할 필요도 없다.

예를 들어 요즘 흔하게 쓰는 레티놀(비타민 A 파생물질) 성분은 자칫하면 피부 상태를 악화시킬 수 있다. 그럼에도 광고는 '민감성 피부에 안전하다'고 선전한다. 본인 피부 타입에 맞지 않는 보습제는 피부문제를 심하게 악화시킬 수 있다.

민감성 피부 문제를 일으킬 수 있는 성분을 소개하겠다. 항상 라벨에서 성분을 잘 확인하고 화장품을 사용하기 바란다.

경고 : 흔히 쓰이는 성분도 피부 자극을 일으킬 수 있다.

일부 약용화장품에 쓰이는 다음과 같은 성분들도 피부 자극을 일으킬 수 있다. 항상 포장 라벨을 잘 읽고 피부에 바르기 전에 그 성분을 확인하기 바란다.

- 트레티논 (비타민 A산)
- 레티놀 (비타민 A 알코올)
- 프로필렌 글리콜
- 캅사이신
- 캄포(장뇌)
- 계피산
- 베르가못 오일
- 일랑일랑 오일
- 벤조인
- 페루 발삼
- 콜로디언

지금까지 '20대 피부 7가지 프로그램'을 진행하면서 특정 영양소, 적절한 운동, 수면 치료, 스트레스 다루는 법을 이야기했다. 이런 방법을 함께 실행하면 어떻게 면역기능이 좋아지고 피부 노화와 질병의 원인으로 지목된 해로운 활성 산소를 없애는 효과가 있는지 설명하였다.

이제 가장 중요한 것이 남았다. 바로 첫째도 보습, 둘째도 보습, 셋째도 보습, 즉 피부에 물을 주는 것이다.

ACTION TIP!

흠뻑 적셔라!

나는 이것을 '흠뻑 적시기'라고 부른다. 피부 조직 내의 수분은 피부 자체에서 증발하여 사라지는데, 이 때 다시 수분을 보충해줘야 한다. '20대 피부 7가지 프로그램'에는 여러 가지 보습제와 그 기능, 특정 피부 타입에 대한 지식, 타입별 필요한 사항, 매일 두 번 정기적으로 피부 클렌징하는 법, 특정 피부에 맞는 최고의 보습제를 이용해 '흠뻑 적시는' 방법을 알려주겠다.

피부에 물을 주기 위한 기초 관리 4단계

클렌징과 토닝

화장, 불순물, 죽은 피부세포, 과다한 유분을 제거하기 위해 매일 밤 클렌징은 매우 중요하다. 또한 매일 아침 클렌징도 역시 중요한데, 밤새 피부가 배출한 독소를 제거하고 피부 기운을 회복하여 화장품을 바를 준비를 하는 것이기 때문이다.

특히 워터프루프 마스카라를 포함하여 눈 화장을 지울 때 사용하는 눈 주변에 맞도록 제조된 특정 제품이 있다. 그러나 몇몇 부드러운 얼굴 전용 클렌저는 피부뿐 아니라 눈과 얼굴 전체 화장을 효과적으로 지워준다. '하나로 다 해결되는' 일반 클렌저를 선택할 경우에 무향, 무색 제품으로 해야 눈 주변 자극을 피할 수 있다.

눈 화장을 지울 필요가 없다면 피부타입에 맞춘 클렌저를 선택하라. 예를 들어 지성 피부는 오일프리로, 건성 피부는 로션 혹은 크림 타입의 클렌저를 사용하라.

토너의 중요한 기능은 피부의 PH 지수 즉, 산성 알카리성을 나타내는 PH를 정상으로 회복하는 것이다. 피부의 정상 PH는 약산성이다.그리고 메이크업과 클렌징 잔여물을 제거해주기 때문에 효과적인 클렌징의 마무리 단계라고 할 수 있다. 어떤 토너는 특정한 피부 상태를 북돋우는 효능을 가진 성분이 들어있다. 예를 들어, 에탄올은 과다한 유분을 제거하며 젖산과 기타 AHA는 각질을 제거하고 피부 결을 매끄럽게 해준다.

되살리기

피부를 치료하고 재생시키는 특수한 타입의 제품이 있다. 세럼, 농축액, 주름방지 제품, 여러 가지 재생 치료제 등이 이에 해당한다. 대개 이런 제품들은 피부 타입과 무관하게 과민성 피부, 여드름, 호르몬 부족 피부, 생기 없는 얼굴, 수분 부족 피부, 색소 침착, 상처 등의 피부 상태를 효과적으로 치료한다.

피부 상태를 치료하는 제품을 선택하기 전에, 우선 그런 문제를 전문가에게 보여 진단하고 처방을 받아보는 것도 좋은 생각이다. 피부 진단을 하려면 자신의 건강 상태를 확실히 말해야 하며 복용하는 약이나 과거에 받은 치료 내용도 알리는 것이 좋다. 피부 전문의라면 당신에게 맞는 적절한 제품을 선택할 때 큰 도움을 줄 수 있다.

어떤 제품이든 한 번 바른다고 좋은 결과가 생기지 않는다. 대신 규칙적으로 꾸준히 일관되게 사용하면 효과를 볼 수 있다. 대체로 특수 효능을 지닌 제품은 고농축이므로 클렌징한 후에 발라야 한다. 주의할 것은 너무 많은 화장품을 너무 자주 바르면 그것이 흡수되지 못하고 피부위에 쌓여 오히려 모공을 막을 수 있다는 것이다. 꼭 필요한 제품 1~2가지만 바르는 것이 좋다.

보습

보통 피부에 수분을 공급한다면, 단순하게 수분을 더 많이 준다고 생각하기 쉽다. 그러나 보습이란, 수분과 유분을 동시에 공급하는 것이다. 피부는 아침과 저녁에 모두 보습해야 하며, 피부 상태를 악화시키지 않으려면 적절한 타입의 보습제를 써야 한다. 흔히 보습 제품에는 다양한 성분이 함유되어 있으므로, 그 안에서 정확한 특정 성분을 확인하는 것이 좋다. 아래 표를 활용하면 다양한 유형의 보습제를 평가해보고 개별 기능과 사용에 관해 검토할 수 있다.

기능	효과	목적	성분
유화제 (Emollient)	피부를 부드럽고 매끈하게 만들어준다.	건조하고 까칠한 피부 완화	바셀린, 스쿠알렌, 라놀린, 옥틸 도데카놀, 이소프로필 팔미산염, 이소프로필 미리스트산염, 헥실 라우르산염, 채종유, 글리세린산, 실리콘 오일
차단제 (Occlusive)	수분 손실을 늦춰 피부 보습을 유지하고 향상시킨다.	가려움성, 아토피성, 접촉성 피부염 예방	바셀린, 산화 아연, 라놀린, 미네랄 오일

습윤제 (Humectant)	각질층으로 수분을 끌어들인다.	피부 건조 방지	글리세린, 젖산, 젖산나트륨, 프로필 렌 글리콜, 바이오 메이플, 요소, AHA
보호막 형성 (Film former)	표피를 통한 수분손 실 예방	모든 피부 유형	수용성 실리콘 폴리머, 디메티콘, PVP
윤활제 (Lubricant)	피부 건조와 자극 예방	중성, 건조성 피부	바셀린, 미네랄 오일, 채종유

● 보습제의 성분과 효과 ●

보습제 사용으로 최고의 효과를 얻으려면, **목욕이나 샤워를 한 직후에** 발라야 한다. 나는 이것을 '물에 흠뻑 젖기'라고 부르는데, 수분을 피부에 묶어두는 효과가 크다. 여기서 하나 더 보습제의 성분을 확인할 때 필요한 것을 알아보자.

잠깐! 특히 얼굴에 바르는 화장품 라벨에는 …

- 천연(내추럴) 화장품이란, 합성성분이 아니라는 뜻이다. 천연 성분엔 동식물 화합물을 모두 포함한다고 생각하면 된다.
- 유기농(오가닉) 화장품이란 그 성분 중에서 최소 95%가 유기농 재배된다는 뜻이다.
- '동물 실험을 거치지 않은' 화장품이라면 그 성분을 동물에게 미리 실험하지 않았다는 뜻이다. 그러나 최종 완제품 단계에서는 실험을 했을 수도 있다.
- 저자극성 화장품이란, 그 제품의 알레르기 반응 유발 가능성을 줄였다

는 뜻이지만 알레르기는 여전히 나타날 수 있다.

- 무향 화장품이란, 그 제품에 향을 첨가하지 않았다는 뜻으로 다양한 물질에서 천연 향을 추출했을 가능성이 있다.

별도의 지시사항이 없다면 보습제는 항상 클렌징 후나, 재생 제품을 바른 다음에 발라야 한다.

자외선 차단

매일 자외선 차단제로 피부를 보호해주면 햇빛뿐 아니라, 다른 환경 요인으로부터 피부를 보호하는 데 도움이 된다. 만약 SPF가 있는 보습제를 쓴다면, 자외선 차단제를 덧바를 필요가 없다. 혹시 낮전용 보습제에 SPF가 없다면, 보습제를 먼저 바르고 자외선 차단제를 사용하라. 요즘 점점 더 많은 화장품 기업들이 SPF를 넣어 어느 정도 자외선 차단 기능을 하는 파운데이션과 파우더 등의 제품을 만들고 있다. 파우더 제품은 물리적으로 자외선 차단을 하고 피부를 보호하는 기능까지 해주는 미네랄을 넣을 수 있다.

어떤 제품을 쓰더라도 우선 피부가 햇빛 때문에 노화가 되지 않도록 반드시 자외선으로부터 보호해야 한다. 햇빛 때문에 생기는 피부 노화 현상으로는 노인성 반점, 조기 노화, 일광 화상 등이 있다. 이를 막기 위한 최선의 방법은 자외선 차단제를 바르는 것이다. 단, 실험을 통해 UVA와 UVB를 모두 차단한다고 검증된 제품이어야 한다. 자외선 차단제에 대해서는 사용법과 함께 뒤에서 자세히 설명하겠다.

각질을 쌓이게 두지 말자

각질 제거란, 피부 표층에서 죽은 세포를 제거하는 것이다. 각질을 제거하면 얼굴이 보다 환해지고 잔주름 발생을 줄일 수 있으므로 매우 중요한 과정이다. 피부 타입과 민감도에 따라 일주일에 1~2회 해주면 피부세포가 다시 살아난다. 각질 제거제는 다음 두 가지 종류가 있다.

첫째, 피부에 문질러 그 마찰로 각질을 없애는 기계적 각질 제거제
둘째, 피부에 발라 죽은 세포를 없애주는 생물학적 또는 화학적 각질 제거제

기계적 각질 제거제는 피부에 문지르는 정도에 따라 매우 다양한데, 합성 스크럽 스폰지가 있고 각질 제거용 장갑도 있다. 쌀겨, 곱게 간 견과류 껍질 등은 생물학적 또는 화학적 각질 제거제로 피부에 순하게 작용하여 얼굴용으로 딱 좋다. 그 외에 살구껍질 등은 훨씬 더 거칠기 때문에 얼굴에 쓰기에는 적당하지 않다.

건성, 지성, 복합성, 여드름성, 민감성 등 피부 타입에 따라 특정한 각질 제거 성분을 선택하는 일이 무엇보다 중요하다. 보통 크림 성분을 기본으로 하는 각질 성분은 부드럽고 영양 공급이 탁월하므로 건성 피부에 적당하다. 거품을 내는 형태로 오일 프리 성분이라면 민감하지 않은 지성 피부에 맞다.

각질 제거 후에 일시적으로 피부가 당기는 느낌이 들 수 있는데, 특히 AHA, BHA 성분을 사용한 뒤에 그런 느낌이 든다. 따라서 물로 피부를 씻어 수분공급을 하고, 그 다음에 보습제를 듬뿍 발라서 새로운 세포의

갈증을 해소해주어야 한다.

단, 겨울철엔 피부가 매우 건조하고 갈라질 수 있으니 각질 제거를 자주 하지 않는 것이 좋다.

또한 고름이 나오는 여드름 피부라면 각질 제거를 하지 마라. 각질 제거 성분이 고름을 덮고 있는 피부의 얇은 막으로 침투하면 박테리아가 얼굴의 다른 부분으로 옮아가 여드름을 퍼뜨릴 수 있기 때문이다. 현재 여드름은 났지만 고름이 나는 것은 아니라면, BHA(살리신산)이나 AHA(젖산, 글리콜릭산)를 사용하여 각질 제거를 하면 피부 치료에도 도움이 된다.

효과 좋은 팩

어떤 이들에겐 팩이 각질을 제거하고 피부를 환하게 해주는데 매우 유용한 제품이다. 당신에게 맞는 팩를 찾아서 다음의 지시대로 해보라.

피부 타입별 팩

- 건성 피부 – 유분, 습윤제, 필수 지방산이 함유된 크림 농축 성분의 마르지 않는 팩를 사용하라. 그러면 피부에 수분을 공급하고 세포 재생을 촉진할 수 있다.

- 지성 피부 – 피부를 단단하게 조여주는 효과가 있고 유분을 흡수할 수 있는 오일 프리 팩를 사용하라. 그러면 모공을 줄일 수 있다.

- 중성 피부 – 과다 피지를 흡수하고 피부에 수분 공급, 각질 제거를 동시

에 할 수 있는 크림 타입의 복합성 진흙 팩를 사용하라. 건강한 피부 톤을 유지하는 데도 도움이 된다.

여기는 특히 신경 써서 관리하자

눈 밑 부위 – 눈 밑은 우리 몸 중에서 가장 피부가 얇은 곳이어서 주름 같은 노화가 가장 먼저 나타난다. 하루 두 번 아침과 밤에 눈 밑에 보습을 하라. 민감하고 부드러운 눈 밑 피부는 건조하고 불편하기 쉬우므로 하루 종일 보습이 필요하다. 눈 밑에 아이크림을 아주 부드럽게 펴 바르고, 네 번째 손가락을 이용하여 가볍게 두드려주라. 눈 바깥 부위부터 점차 안쪽으로 두드려주어야 이미 생긴 잔주름이 더 깊어지는 것을 막을 수 있다. 속눈썹 아래에 직접 아이크림을 바를 필요는 없다. 오히려 눈가 주변의 뼈를 따라 발라줘라.

아이크림은 비타민 A와 비타민 E 등 활성산소에 대항하는 항산화 성분을 함유하고 있을 수도 있다. 그 외에 맥아유 같은 수분 공급 화합성분, 눈 밑 다크서클을 방지하는 특정 성분, 부기를 방지하는 에스쿨린(물푸레) 성분, 주름 방지하는 아연 올리코펩타이드, 자극을 방지하는 소야스테롤이 들어 있다. 특별히 사용법에서 지시하지 않는다면, 아이크림을 눈꺼풀에 발라선 안 된다.

입술 – 규칙적으로 입술 전용 보습 제품을 발라야 한다. 햇빛 손상으로부터 보호해주는 SPF 성분이 들어 있는 제품이어야 한다. 입술을 부드럽게 해주고 트고 메마른 입술을 진정시켜주는 유화제 성분이 들어 있는 제품을 선택하라.

즉 스쿠알렌, 카르나우바 왁스, 바셀린, 실리콘 같은 유화제가 함유된 제품을 권장한다.

손 – 손은 늘 햇빛에 노출되기 때문에 SPF가 들어 있는 보습제를 수시로 듬뿍 발라주는 것이 좋다. 손등이 손바닥보다 더 건조하기 때문에 먼저 손등에 보습제를 바르는 게 좋다. 핸드 크림에는 보습을 해주고 비누와 세제로 인한 건조 증상으로부터 보호해주는 유화제가 들어 있다.

발과 발꿈치 – 발과 발꿈치 피부는 특히 두꺼워지기 쉽고, 굳은살도 잘 생기며 갈라지는 염증과 가려운 자극이 자주 발생한다. 그래서 발관리 제품은 이런 증상을 진정시키고 부드럽게 만들어 자극을 완화하고 보습을 할 수 있는 성분이 들어 있다. 일반적으로 풋크림은 페퍼민트 오일, 멘톨, 멘틸 락테이트가 들어 있거나 이런 성분이 혼합되어 있다. 모두 발을 시원하고 상쾌하게 만들어주는 성분이다. 글리콜릭산 같은 AHA 계열 성분은 피부를 진정시키고 각질을 제거하는 효과가 있어서, 새롭게 더 부드럽고 건강한 피부가 되도록 자극을 준다.

팔꿈치 – 피부 중에서 팔꿈치도 거칠고 고르지 못하며, 건조한 편이다. 발과 발꿈치 요법과 거의 같다. 글리콜릭산 같은 AHA 계열 성분이 팔꿈치 피부를 매끈하게 해주고 죽은 세포를 제거하는 데 효과가 있으므로, 새로운 피부로 태어나는 데 자극을 가한다. 유화제도 피부를 부드럽게 하는 데 도움을 준다.

목 – 대부분의 여성들은 피부를 관리할 때 목에 보습하는 걸 잊어버린다. 목 전용 크림은 반드시 보습, 퍼밍, 차단 보호막을 형성하는 성분이 있어야 한다.

잠깐! 자외선 차단제는 어느 정도 써야 할까?

피부에 듬뿍 발라야 하는 것은 보습제만이 아니다. 당신이 어느 지역에서 살든 햇빛에 피부가 그을리는 것이 얼마나 위험한지 확실히 알고 있어야 한다. 우리는 이미 햇빛의 위험에 대해 첫 번째 '피부구세주'에서 이야기했다.

모든 여성들은 우선 피부 타입과 생활 습관에 잘 맞는 자외선 차단제를 선택하여 햇빛으로부터 피부가 손상되는 것을 막아야 한다. 자외선 차단제는 일광 화상을 예방하는 버팀목이다. 또한 자외선과 가시광선을 흡수, 분산 혹은 반사시킴으로써 피부를 보호한다.

햇빛에 포함된 UVB 자외선은 피부에 가장 즉각적인 손상을 유발하여 일광 화상이나 심할 경우 피부암으로 진행된다. UVB 자외선은 맨 먼저 피부 표피층에 침투하여 멜라닌을 형성하는 세포를 촉진하며, 그 결과 얼굴빛을 검고 칙칙하게 만들거나 물집이 생기는 가벼운 화상을 일으킨다. 화장품의 자외선 방어지수, 즉 SPF는 자외선 차단제를 바른 후 최소량의 붉은 점이 발생하는데 필요한 UVB 자외선 에너지의 최소량을 말한다. 이는 자외선 차단제를 바르지 않은 상태에서 홍반이 발생하는 데 필요한 에너지의 양과 비교한 수치다.

이렇게 설명해보자. 햇빛에 노출된 후 10분 만에 붉은 점이 생긴 사람이 SPF 15 자외선 차단제를 발랐다고 하자. 이 경우, 이론적으로 10분간의 햇빛 노출을 한 단위로 볼 때 15회 동안, 즉 시간으로 따지면 150분 동안 보호받을 수 있다. 자외선 차단제 효과는 여러 가지 요인에 따라 달라진다. 가령 피부 두께와 백인, 황인, 흑인 등 피부 유형, 하루 중 어느 때에 노출되느냐, 심지어 건강 상태에 따라서도 달라질 수 있다.

약물은 햇빛에 대한 알레르기 반응을 촉진한다. 구체적으로 일광 피부염을 일으키기 쉬운 약품군으로 항생제, 피임약, 당뇨 치료제, 이뇨제, 진정제, 항우울제 등이 있다. 또한 레틴 A와 레노바 같은 제품도 일광 피부염을 일으킬 수 있다. 만약 이런 성분을 사용할 경우, 민감해질 피부를 보호할 수 있는 방법에 대해 의사와 상담하라.

일부 여성들은 '너무 유분이 많아서' 혹은 '색조 화장을 망칠 지도 몰라서' 자외선 차단제를 안 바르려고 한다. 그렇다면 피부 보정(베이스) 기능이 첨가된 자외선 차단제를 써라. 이런 제품은 화장하고 나서도 하루에 몇 번씩이라도 덧바를 수 있다.

꼭 기억하자. 자외선 차단제는 늘 곁에 두고 써야하는 필수품이다.

자외선 차단제를 효과적으로 쓰는 방법

1. 날마다 햇빛에 노출되기 최소 20분 전에 발라야 한다.
2. 두 시간마다 덧발라주고 특히 수영을 했거나 땀이 난 뒤에는 반드시 덧발라야 한다.

3. 노출되는 얼굴 전체에 듬뿍 골고루 펴서 얇은 막이 형성될 정도로 발라야 한다.

'20대 피부 7가지 프로그램' 자외선 차단제 도표

다음 도표를 확인하여 당신 피부에 가장 잘 맞는 SPF를 판단하라. 그리고 자외선 차단제를 바르지 않고는 절대로 외출하지 않도록 하라.

피부 타입	특징	권장 SPF
타입 1	항상 *일광화상 입음, 그을리지 않음 (극도로 민감한 피부)	SPF 45 이상
타입 2	항상 일광화상 입음, 가끔 그을림 (매우 민감한 피부)	SPF 30 이상
타입 3	가끔 그을림, 가끔 일광화상 입음 (민감성 피부)	SPF 30 이상
타입 4	항상 그을림, 가끔 일광화상 입음 (약간 민감한 피부)	SPF 15 이상
타입 5	항상 그을림, 일광화상 입지 않음 (민감하지 않음)	SPF 15이상

● 피부타입과 자외선차단제 ●

〈역자주〉

*일광화상(sunburn) : 일광 자외선(주로 UVB)의 자극으로 염증과 색소침착 이 생기는 데, 심한 경우 물집까지 생기는 일광 화상 현상

흠뻑 적시기

1. 피부에 물을 주기 위한 기초관리 4단계

2. 각질이 쌓이게 두지 말자

3. 내게 필요한 팩

4. 여기는 특히 신경 써서 관리하자

5. 잠깐! 자외선 차단제?

여섯 번째

피부를 위해 즐겨라!

스파와 마사지

고대 로마군이 벨기에의 '스파'라는 작은 마을에 들어왔다. 그리고 그곳의 뜨거운 미네랄 온천수가 욱씬거리는 온 몸의 통증을 진정시키는 효과가 있음을 발견했다. 그때부터 스파와 치유효과의 인연이 시작된 것이다. 20세기로 넘어올 무렵, 프랑스 내과의들은 피로나 근육, 관절의 통증을 치료할 목적으로 환자들을 스파로 보내고는 했다.

세월이 흐르면서 스파는 균형, 건강관리, 호사스러움의 완벽한 상징으로 발전했다.

지금도 사람들은 계속 스파를 통해 고된 일상생활에서 벗어나 원기를 회복하고 잠시 기분 전환을 한다. 여전히 건강관리에 중점을 두고 있지만 요즘 대부분의 스파는 나이, 구체적인 요구사항, 시간 제약을 모두 고려하여 적정 가격에 모든 여성에게 잘 맞는 포괄적 치료 관리 프로그램을 제공한다.

이제 이들 고급 스파는 매일 숨 쉴 틈을 주지 않고 반복되는 일상으로부터 벗어나서 절실한 마음으로 온전히 자기에게 시간을 바치길 원하는 현대 여성들에게 일종의 안식처가 되었다.

제 1단계에서 4단계까지 기본적인 생활 습관을 바꾸고, 5단계에서 충분히 보습을 했다면, 이제 제 6단계에서 스파 체험을 통해서 생활 속에서 평온함과 적절한 균형 감각을 찾는 방법을 보여드리고자 한다. 주기적으로 데이 스파에 가서 시간을 보내거나, 스파 리조트에서 휴가를 즐기거나, 집 안에서 나만의 편안한 스파 체험 공간을 만드는 것이다. 이것은 3단계의 스트레스 관리에도 아주 좋은 효과를 발휘한다.

시간이 남아도는 사람이나 가는 곳?

작년에 딱 50세가 된 중학교 교사입니다. 지난 해 학교 동료들이 저를 근처 데이 스파에 데리고 가서 참 호사스런 아침 시간을 보냈지요. 그 전에 스파에 가본 적이 없었기 때문에, 거기는 시간이 남아도는 여자들이나 가는 곳이나 항상 생각했어요.

일단 들어가니까 비싸 보이는 타올 천으로 된 하얀 가운과 따뜻한 신발을 주더군요. 그리곤 '해수 소금 치료실'이라는 작은 방으로 들어

갔습니다. 스파 전문가가 비싼 해수 소금을 갈아서 만든 것을, 오일과 함께 몸에 문질러 부드럽게 피부를 마사지해주더군요. 다음엔 미스트 스프레이로 문질렀던 소금을 씻어주고 다시 부드러운 보습제를 발라주는데 정말 피부가 놀랍게도 매끄러워지고 윤기가 나는 것을 바로 알 수 있었어요.

그리고 손톱과 발톱을 예쁘게 꾸미는 매니큐어와 페디큐어 서비스를 받았습니다. 손과 발을 푹 담그고 나자 전문가가 손톱을 정리해주더군요. 피부를 클렌징 할 때는 에센셜 오일에 담근 습포를 썼고요. 기분 좋게 얼얼할 정도로 발과 종아리를 마사지해주었죠. 그런 다음에 따뜻한 파라핀 왁스가 든 비닐 안에 발과 손을 넣고 15분쯤 지나자, 왁스를 벗겨내고 씻겨주었습니다. 왁스 요법을 한 뒤 피부가 얼마나 부드러워졌는지 말도 못해요. 손가락이 조금 욱씬거리고 아팠는데 그것도 말끔히 사라졌어요. 그래서 생각했죠.

'아, 내가 손과 발을 너무 혹사하며 살았구나. 이렇게 부드럽게 만져줄 수 있었는데 한번도 관리해주지 못하고….'

다음은 얼굴과 등 관리, 어깨와 목까지 마사지를 받았습니다. 수분 공급, 재생 제품으로 얼굴을 부드럽게 마사지하면서 피부 관리법에 대해 알려주기도 하고 노화방지 피부관리 제품도 몇 가지 권하더군요.

그러더니 마사지 테라피스트가 감미로운 음악이 흐르고 작은 촛불이 켜져 있는 방으로 안내했습니다. 한 30분 동안 전등 전체를 마사지했어요. 가볍고 리듬감 있게 치면서 마사지하는데 근육 스트레스와 긴장이 한꺼번에 풀리는 겁니다. 이제 다 끝났다고 말하는 데도 일어나고 싶지 않더라고요. 긴장이 확 풀리고 정말 편안해서 말이죠.

다이애나처럼 당신도 아직까지 스파에 한 번도 가본 적 없는가? 그

렇다면 스파에서 받는 특별 관리나 마사지가 정말 그렇게 좋은지 알아
본다는 가벼운 마음으로 한번 가보라. 그렇게 다양한 유형의 스파를 둘
러보면서 스파 전문 용어도 익숙해지면 내 몸과 마음을 호사스럽게 배
려한다는 즐거움과 편안한 마음이 생길 것이다.

건강과 아름다움의 보험, 스파에 푹 빠져보라

그러나 일, 가정, 사회 활동, 그 어느 것이든 거기에 너무 몰두한 나
머지 대부분의 여성들은 대개 건강관리와 균형이라는 얘기가 나오면
자기는 쏙 빼고 다른 사람들을 먼저 생각한다. 부모님, 남편, 아이들 말
이다. 하지만 몸과 마음, 그리고 영혼까지도 자기를 제대로 돌볼 수 있
어야만 여러 가지 생활 스트레스 요인에 대항할 수 있는 강력한 무기를
갖게 되는 것이다.

우리는 생활의 균형을 유지하기 위해 갖은 노력을 다하지만, 때때로
우리의 시간과 집중력을 방해하는 모든 요인들 때문에 최상의 건강상
태를 유지하기가 참 어렵다. 바로 그 때, 자기만을 위한 편안하고 고급
스런 시간을 가져야 하는 것이다. 정기적으로 자기를 호사스럽게 배려
하는 시간을 가지면 훨씬 더 건강해지고 젊어 보인다는 기분을 느낄
수 있다.

기존의 건강관리가 몸과 마음의 증상을 치료하는 것에 목적이 있는
데 반해, 요즘의 스파는 몸과 마음, 영혼을 융합시킬 수 있는 서비스를
제공한다. 대체요법에서 출발한 내추럴 테라피는 정신신경 면역학이
라는 과학에 기초하며 심리적, 정서적 과정(마음)이 생리적 기능(몸)에

영향을 준다는 전제에서 시작한다. 정신신경 면역학 분야의 전문가들은 모든 건강 문제의 90~95%는 모두 마음의 영향을 받는 것이라고 말한다. 그들 주장에 따르면, 자신이 스스로 행동이나 환경을 바꿀 수 있다는 낙천적이고 긍정적인 생각은 질병에 대항하여 몸을 보호해주고 일반적인 의학 치료를 진행할 때 중요한 성공 요소로 작용한다고 한다.

최신 심신 테라피 전문가들은 우리 내면에 건강을 유지하거나 병들게 하는 등 여러 가지 영향을 끼치는 요인들이 작용한다고 믿는다. 예를 들어 과학적 증거에 의하면 스트레스, 부정적인 생각이나 감정, 사람들로부터 소외되는 것들이 면역 상태와 기능뿐 아니라 발병과 병 진행 속도에도 영향을 미치는 것이다. 아직 그 연구는 진행 중이지만 심리적 이유로 알레르기, 천식, 관절염, 다발성 경화증 등의 자가 면역 질환, 심혈관계 질환, 암 등의 심각한 만성 질병이 발생할 가능성은 충분하다.

스파는 이러한 지친 마음을 달래주어 몸의 건강을 되찾게 한다는 철학으로 몸과 마음이 둘 다 만족할 수 있는 서비스를 제공한다는 철학이 있다. 아직 가본 적이 없어서 왠지 망설여지는가? 걱정하지 마라. 이번 장에서는 스파에서 얻을 수 있는 것, 스파를 이용하는 법, 집안에서 스파를 즐기는 법 등에 대해서 간단하고 쉽게 이야기해보겠다.

여러 종류의 스파

데이 스파

얼굴, 손, 발 관리를 받고 싶다면 데이 스파에 가면 된다. 요즘에는 이런 풀서비스를 하는 스파가 많이 생기고 있다. 데이 스파 관리는 한 시간짜리 마사지에서 반나절 혹은 하루 온 종일 서비스 받는 패키지 프로그램으로 되어 있다. 패키지에는 매니큐어, 페디큐어, 스킨 컨디셔닝, 각질 제거, 마사지, 스킨랩과 스킨팩, 제모, 헬스강좌, 하이드로테라피 등 여러 가지 서비스가 포함된다.

데이 스파의 얼굴 관리는 피부를 재생시키고 세포 에너지를 촉진하여 노화과정을 되돌리는데 도움이 된다. 그렇게 하여 눈에 확 드러난 주름을 펴고 창백한 피부, 악건성 피부, 지성피부 등에 활력을 불어넣는 데 도움을 받을 수 있을 것이다.

스파에서 해주는 얼굴 관리란 어떤 것인가?

전문 스파에서 얼굴 관리를 받아보면 정말 효과가 좋다. 스파에서 하는 얼굴 관리는 기본 클렌징과 각질제거 외에도 쾌적하고 조용하고 스트레스 없는 환경에서 얼굴, 목, 머리, 어깨에 마사지도 해준다. 손님이 요청하면 모공 청소와 미세 각질제거는 물론 얼굴 제모까지 가능하다. 잠깐, 단 몇 시간이라도 누군가가 당신을 호사스럽게 배려해주는 서비스를 받아보라. 왜 다들 한번 하면 또 하고 싶은지 그 즐거움을 알게 된다!

메디컬 스파

얼굴 피부를 재생하거나 힐링 마사지 외에 더 많은 걸 원한다면, 좀 더 전문적인 효과를 목표로 하는 메디컬 스파를 권한다. 보통 피부과와 성형외과 의사로 구성된 정식 피부관리 전문가들이 엄격한 관리 하에 운영하는 의료 시설이다. 메디컬 스파는 기존 스파 서비스와 대체 치유 서비스를 혼합시킨 것으로 그 수가 증가하고 있다.

메디컬 스파는 얼굴 관리, 마사지, 바디 트리트먼트를 제공하며 더불어 레이저 치료와 콜라겐 주사 같은 수술도 한다. 게다가 신체의 건강을 점검하기 위해 골밀도, 체지방 분석, 심전도 검사 등 건강 검진을 제공하는 스파도 있다. 메디컬 스파의 내과의들은 만성피로, 두통, 수면 문제, 체중관리, 근육이나 관절 이상 등 여러 환자의 생활습관 문제를 판단하여 치료할 수 있다.

리조트 스파

리조트 스파는 리조트나 호텔 내에 위치하여 전문적으로 스파 서비스, 헬스와 건강 프로그램, 스파 음식 등을 제공한다. 즉 마사지, 얼굴 관리, 매니큐어, 페디큐어, 각질 제거 등 긴장을 풀어주고 치유 효과를 주는 매우 다양한 서비스를 제공한다. 이와 더불어 멋진 저녁 식사와 주변 관광까지 프로그램에 들어 있다.

　여러 리조트 스파는 최첨단 기술의 피트니스 센터를 운영하면서 고객들이 몸을 관리하고 체중을 줄이도록 도와주며, 웨이트트레이닝 기계와 여러 가지 운동기구를 활용하여 체형관리를 하도록 해준다. 개인, 커플, 가족을 위한 패키지 프로그램도 준비되어 있다.

스파의 마사지

　스파에서는 다양한 마사지를 제공한다. 마사지는 온몸을 조이고 있는 긴장을 풀어 혈액 흐름을 증가시키고, 몸속 림프 흐름을 자극하는 데 도움을 준다. 림프란, 체내 조직에서 나온 노폐물과 불순물을 운반하는 체액으로 몸 안에서 효과적으로 순환해야 몸의 독소가 배출된다. 마사지는 또한 긴장을 완화하고 스트레스를 푸는 데도 큰 도움이 된다.

　마사지의 기본 매개체는 사람의 손이다. 다양한 마사지 방법이 있는데, 이는 단순히 누르거나 미는 접촉이 아니다. 즉 손으로 하는 기술은 전문적인 기술이 필요하다. 가령 밀기, 문지르기, 주무르기, 두드리기, 뼈와 근육 움직이고 눌러보기, 당기기, 마찰 압박, 흔들기 등이 있다. 주로 손을 이용하지만 간혹 팔뚝, 팔꿈치, 심지어 발을 사용할 때도 있다. 이런 기술은 근골격, 순환림프계, 신경계, 그 외 체내 계통에 영향을 준다. 이번에는 다양한 마사지에 대해서 소개를 하겠다.

잠깐! 여성들이 특별히 조심해야 할 사항

대부분의 의사들은 임신 초기 3개월간 마사지를 금하고 4개월에서 8개월 사이엔 극도로 조심해서 이용해야 한다고 말한다. 마사지의 압박이 유산이나 출산을 유도할 수 있는 위험이 크기 때문이다. 그리고 월경기간 중에 마사지를 하면 요통과 근육 경련을 줄일 수 있지만, 손으로 치고 압박을 가하면 생리혈을 늘릴 수 있다고 한다.

따라서 본인의 상황에서 최선의 선택을 하려면 의사와 상담하라.

스웨덴 마사지

스웨덴 마사지는 근육의 표피층에 가까이 마사지를 하기 위해 길게 때려 치기, 주무르기, 마찰하고 압박하는 등을 활용하는 것이다. 이런 접촉은 관절의 능동, 수동적 움직임을 결합한 것으로, 보통 신진대사와 순환을 자극하기 위해 오일을 사용한다. 마사지 테라피스트는 혈액이 심장으로 되돌아오는 방향에 똑같이 맞추어 근육을 누르고 문지른다. 스웨덴 마사지는 젖산과 요산 조직과, 기타 신진대사에서 발생되는 노폐물을 씻어낼 뿐 아니라, 심장에 무리를 가하지 않고 순환을 개선하는 데 도움이 된다.

〈국제 신경과학 저널〉에 실린 연구에 따르면, 미국 마이애미 대학 내 터치 리서치 연구소의 전문가들은 스웨덴 마사지가 불안을 감소시

키고 순발력과 수학 계산 능력을 증가시키는 데 효과가 있다는 사실을
발견했다.

신경근 마사지

신경근 마사지는 지압과 유사한 아시아식 압박 요법의 기본 원칙
과 특수 심부 조직 요법(deep-tissue theraphy)을 결합한 것이다. 이는
만성적인 근육의 긴장이나 근막(연부조직) 통증을 줄이는 데 효과가
있다.

신경근 마사지는 특수하게 개별 근육을 마사지하는데, 혈액 흐름을
증가시키고 통증유발점을 풀어주기 위해 이용한다. 통증유발점이란,
몸의 다른 부위에 통증을 유발하는 근육 긴장 상태가 집중적으로 모인
곳이다. 또한 신경의 압박을 풀어주기 위해 이 마사지를 활용한다.

심부 조직 마사지

심부 조직 마사지는 스웨덴 마사지보다 더 큰 압박을 가하여 더 깊
은 근육층에 적용하는 것이다. 천천히 때려치기, 직접 누르기, 마찰 등
을 이용하여 만성 근육 긴장을 풀어주기 위해 사용한다. 흔히 이런 동
작은 손가락, 엄지, 팔꿈치를 사용하여 직접 근섬유로 향한다.

근막이완 요법

근막이완 요법은 일종의 조직 스트레칭 방법으로, 근막 내 긴장을

풀어줌으로써 자세와 정렬 상태를 바꾸어준다. 근막이란 우리 몸에 힘과 지탱력을 주는 섬유 연결 조직이다. 그런데 근막이 노화나 질병, 외상 때문에 수축되면 단단해져서 근육이나 뼈가 원래 정렬 상태에서 벗어날 수 있다. 스트레칭은 특히 근육 긴장을 감소시키고 만성 스트레스를 완화하는데 도움이 된다.

트래거(Trager) 요법

일반 마사지와 달리, 트래거 요법은 심한 압박을 하지 않고 대신 리듬에 맞추어 부드럽게 흔들고 진동시켜서 긴장을 완화하고 관절을 풀어준다. 치료하는 동안, 테라피스트는 고객의 몸통과 사지를 리듬에 맞게 부드러운 방식으로 움직여 고객이 그 동작으로 새로운 해방감을 느끼도록 해준다. '긴장완화란 이런 느낌이구나!' 라고 진짜로 한번 느낄 수 있을 것이다.

이 마사지의 이론은 실시 후에 매우 긴장이 풀린 긍정적이고 상쾌한 기분이 신경계에 퍼져 궁극적으로 체내 조직과 기관에 근본적으로 이로운 영향을 끼친다는 데 있다.

동양의 테라피, 새로운 모습으로 돌아오다

스파에서는 마사지와 더불어 침술, 지압, 일본식 지압인 시아추 *shiatsu*, 아유르베다 바디 마사지, 기타 내추럴 테라피 등 여러 가지 종류의 치유 요법을 시술하는 테라피스트가 있다.

엔도르핀을 촉진시키는 침술

침술은 침을 이용한 치료법이긴 하지만 전혀 몸에 상처를 입히지 않는다. 침술 시술하는 법과 많은 사람들이 큰 효과를 본 이유에 대해 이해하실 수 있도록 조금 설명을 드리겠다.

침술은 쑤시고 저리는 만성적인 관절의 통증을 덜어주고 기능을 개선한다. 피부학 분야에서는 여드름, 건선, 아토피성 피부염, 두드러기, 그 외 스트레스 관련 피부 문제를 치료하는 데 큰 효과를 발휘한다고 보고되었다.

치유효과가 확실한 침술은 정식 교육을 받은 한의사가 피부와 몸의 특정 지점에 한 개 이상의 침을 놓는다. 침을 놓은 지점이 자극을 받음으로써 신경 섬유 안에서 엔도르핀이 생성된다. 엔도르핀은 긴장을 풀어주고 긍정적인 기분으로 바꿔주는 호르몬이다. 침을 놓으면, 두뇌가 통증과 기타 외부 자극을 해석하는 방식을 긍정적으로 바꿀 수 있다는 과학적 증거도 있다. 즉 여러 가지 만성 질환의 고통을 완화시킨다는 것이다.

긴장을 푸는 지압 (경락 마사지)

지압은 또 다른 형태의 치유법으로 바늘 대신에 손으로 직접 만져서 기(氣)를 푸는 것이다. 기는 몸 전체를 따라 이루어지는 에너지 흐름으로 지압은 척추를 따라 위치한 경락 경혈, 즉 에너지가 원활하게 흐를 수 있도록 통로를 뚫어 주는 것이다. 실제로 손목 위의 지압점을 누르면 몇 가지 유형의 멀미 치료에 효과적이라는 사실이 밝혀졌다.

지압하는 사람은 지압을 하면서 손가락을 이용하여 피부 위의 주요 경혈을 눌러서 우리 몸의 자연 치유력을 자극시킨다. 처음엔 부드럽게 시작하지만 강한 자극이 느껴질 때까지 지압의 강도가 커진다. 그리고 신체적으로 긴장 완화 반응을 유도하는 데 도움이 된다. 즉 심리적으로 온기와 평온함을 느낄 수 있는 생리적 상태에 도달할 수 있는 것이다. 또한 근육 긴장이 풀어지고 근육과 관절 통증이 감소된다.

일본식 지압 시아추는 긴장 완화를 촉진시킨다

시아추는 스파에서 인기가 높은 테라피로써 기의 원리에 기초한 고대 일본식 치유법이다. 시아추 전문가는 손, 팔꿈치, 무릎, 심지어 발을 이용하여 우리 몸의 12개 경락을 따라 여러 개의 경혈을 눌러주어 에너지 균형을 꾀한다. 몇 초 동안 압박을 유지하는데, 이를 몇 번씩 반복한다. 시아추 지압은 진정 효과를 내는 엔도르핀 자극에 효과가 있으며 뭉친 근육을 풀어주고 혈액 순환을 개선하는 데 도움을 준다. 시아추 전문가는 시아추 지압과 함께 밀고 당기기, 두드리기, 문지르기, 주무르기 등의 손동작을 이용하여 신체 조직에 자극을 가한다.

아유르베다 마사지

오일과 향료를 이용하는 아유르베다 마사지는 인도의 테라피로써 긴장 완화와 질병 예방에 중점을 둔다. 특히 스트레스 관련 질병 예방에 활용되어 스파에서 인기가 높다. 그리고 해로운 생활 습관으로 인한 손상을 복구하고, 몸의 균형을 유지하는 데 이용된다. 오천년의 역사를 자랑하는 인도 전통 의학 체계인 아유르베다 마사지에 의하면, 건강은 우리 몸이 균형을 이룬 상태이며 반면에 질병은 그 균형이 깨진 상태라고 한다.

아유르베다 마사지의 기본 전제는 도샤스*doshas*라는 3가지 생리적인 힘으로 바타, 피타, 카파가 있다. 인간은 모두 3가지 도샤의 복합체인데, 지배적인 한 가지 도샤에 의해 각자 특정한 체질을 갖는다. 바타형 인간은 마르고 에너지가 넘치며, 피타형 인간은 성질이 급하고, 카파형 인간은 행동이 둔하고 몸이 튼튼한 편이다.

아유르베다 마사지는 에너지가 흐르고 있는, 보이지 않는 지점을 풀어주는 것이다. 그래서 이 에너지가 배출되면 몸이 자체적으로 치유된다. 현재 전 세계 여러 스파에서는 아유르베다 마사지를 제공한다. 당신의 특정 도샤에 맞게 특별한 허브 오일을 사용하여 두 명의 테라피스트가 동시에 마사지를 하는 것이다. 그래서 네 손 마사지, 혹은 이중 마사지라고도 불린다.

반사요법

반사요법 혹은 부위별 테라피(zone therapy)라 불리는 치유 요법은 발과 손 안에 특정 반사 지점이 있다는 이론에 기초한다. 즉 발과 손이 우리 몸의 모든 분비선과 기관과 서로 대응된다는 것이다. 우리나라의 수지침(手指鍼)과 유사한 요법이다. 반사(reflex)라는 말은 이런 지점이 자극에 반응을 보인다는 사실에서 붙여졌다.

침술과 기타 다양한 요법과 같이, 반사요법도 우리 몸 전체에 신경 경로가 존재한다는 믿음에 기초하고 있다. 이 경혈이 막히면 우리 몸이 불편해지거나 병에 걸린다. 즉 반사요법은 이 에너지 흐름을 되살려 우리 몸의 항상성, 즉 균형 상태를 회복하는 것이다.

반사요법의 효능을 뒷받침해주는 임상 실험은 많지 않다. 그러나 미국 이스트 캐롤라이나 대학의 간호학과에서 실시한 무작위 추출 통제 연구에 따르면, 유방암과 폐암에 걸린 23명의 환자가 발 발사요법을 받은 후 불안과 통증이 개선되는 경험을 했다고 한다.

반사점	대응 신체 부위
중족골 (발바닥 뼈)	가슴, 폐, 어깨 부위
발가락 (발끝)	머리, 목
장심(발바닥 움푹 패인 곳) 위	횡격막, 상복부 기관
장심 아래	골반과 하복부 기관
발꿈치	골반과 좌골신경
발 바깥쪽	팔, 어깨, 엉덩이, 다리, 무릎, 허리
발 안쪽	척추
발목 주변	생식기와 골반 주변

●각 반사점에 대응하는 신체 부위●

정신 건강을 좋게 하는 레이키

일어로 우주의 생명 에너지를 뜻하는 레이키 *reiki* 는 에너지를 흐르게 해주는 기술로 우리 몸속에 막힌 기를 풀어 치유 능력을 키워준다. 오늘날 여러 데이 스파, 메디컬 스파, 리조트 스파는 몸과 마음의 건강을 개선시키고 스트레스를 줄이고자 하는 고객들에게 레이키 서비스를 제공한다.

레이키 시술자는 여러 가지 연속된 자세로 고객의 몸에, 혹은 몸 가까이 손을 올려놓는다. 손, 발, 어깨, 또는 기타 어느 부위라도 좋다. 일단 올려놓으면 그 고객이 필요한 레이키의 정도에 맞추어 3~10분간 하나의 자세를 유지한다. 보통 전체 치료 시간은 40~90분 정도 된다. 옷을 입은 상태로 가볍게 진행되는 치료 형식이므로 시술자와 고객 간에 신체적인 접촉은 없다.

레이키를 효과적으로 활용하면 에너지와 치유력이 향상되고 정신이 더욱 맑아지며 통증도 줄어든다. 대부분의 사람들이 신체적, 심리적 상태가 개선되면서 스트레스가 줄어드는 효과를 볼 수 있다.

스파 하이드로테라피

하이드로테라피(水치료)는 그 역사가 고대 그리스까지 거슬러 올라간다. 고대 그리스인들은 치유와 웰빙 촉진을 위해서 얼음에서 증기에 이르기까지 갖가지 물의 형태를 활용하였다. 오늘날 스파에서는 고객의 자체 치유력을 자극하기 위한 하나의 방법으로 하이드로테라피를 이용한다.

예를 들어, 피부에 냉습포(습포 : 물이나 약액에 적신 헝겊을 아픈곳에 대어 염증을 치료하는 것)를 올리면 혈관이 수축되면서 염증이 줄어들며 경미한 내부 출혈을 제어하는 효과가 있다. 반대로 온습포를 피부에 올리면 혈관이 확장하면서 혈압을 낮추고 혈액 흐름을 증가시킨다. 즉 혈액 내 산소와 영양소가 전달되어 독소 제거 속도가 빨라진다.

스파를 찾는 많은 이용객들은 온천요법이나 온욕, 반신욕을 통해 긴장과 스트레스를 줄이는데, 그 효과가 오래 지속된다는 사실을 경험할 수 있다. 수 백 년 역사를 자랑하는 하이드로테라피는 근육을 풀어주고 뭉친 부위 쪽으로 혈액 공급을 촉진시켜 근육 경직과 경련을 완화시킨다. 온욕 치료에 독소 제거 효과를 높이기 위해 황산마그네슘이나 중탄산염을 넣기도 한다.

스파에 가기 전 준비사항

모든 스파는 건강관리를 전문으로 한다. 따라서 스파를 선택할 때 반드시 본인이 원하는 것이 두엇인지 정확히 알아야 한다.

스파 가기 전 확인사항

- 얼굴 관리를 원하는가, 아니면 마사지를 원하는가?
  집이나 직장에서 가까운 데이 스파는 다양한 얼굴 관리와 마사지를 제공한다. 그러니 스트레스를 줄이고 노화 방지를 하고 싶다면 정기적으로 이런 서비스를 활용하라.
- 전문적인 피부 진단과 미세박피술 같은 수술 치료, 혹은 좀 더 눈에 띄는 효과를 내는 화학적 각질 제거를 원하는가? 그렇다면 메디컬 스파를 선택하라.
- 그냥 일주일 정도 친구들과 온천 여행을 하고 싶은가? 아니면 자녀들이나 손자들과 쾌적한 온천 도시를 둘러보고 싶은가? 그렇다면 리조트 스파가 가장 좋다.

당신이 스파를 통해 얻고 싶은 효과가 무엇인지 제대로 파악하는 일이 무엇보다 중요하다. 그런 다음에 스킨케어, 피트니스, 스트레스 관리, 영양 공급, 통증이나 긴장 완화, 순전히 호사스럽게 여행하기 등 이 중 당신의 목표에 집중할 수 있는 적절한 곳을 선택하면 된다.

모든 스파는 그들이 제공하는 여러 가지 치료 프로그램, 치료 효과, 진행 시간, 비용을 간략하게 설명한 자료를 준다. 대규모 스파는 온라인으로 예약할 수 있지만, 예약 담당 직원과 직접 얘기를 나누는 게 현명하다. 그리고 직원에게 물어보고 싶은 질문을 미리 적어서 목록으로 만들면 편리하다. 예를 들어, 이런 질문이 가능하다.

스파 기본 정보확인

- 취소는 어떻게 하면 되죠?

- 테라피스트가 여자인가요? 남자인가요?

- 어떤 옷을 입으라고 정해진 규칙이 있나요?

- 데이 스파 패키지를 할 건데, 광고에 나와 있는 테라피 대신에 다른 것으로 바꿀 수도 있나요? (어떤 여성들은 직접 서비스 받을 테라피를 선택하고 싶어 한다)

- 의학적으로 몸의 이상이 있을 경우, 강한 마사지나 사우나 같은 요법을 받아도 부작용이 없을까요?

- 현재 이용할 수 있는 스페셜 프로그램이 있나요?

예약을 할 때 당신이 선호하는 테라피스트가 여자인지, 남자인지 확실히 말하는 것이 좋다.

일례로 심부조직 마사지나 스포츠 마사지는 뭉친 근육의 통증을 풀어주는 효과가 있는데, 이 경우 남성 테라피스트이 훨씬 더 강한 힘을 쓸 수 있기 때문에 고객들은 보통 남성 테라피스트를 더 선호한다. 하지만 남성 테라피스트가 거북하다면 반드시 그 사실을 직원에게 말하자.

담당 직원은 여러 가지 관련 요법을 설명하고 어떤 서비스를 받게 될지 간략하게 설명해줄 것이다. 예를 들어, 당신이 근육 통증을 완화할 목적으로 온몸 마사지를 원한다, 혹은 긴장완화와 통증 감소를 위해 심부조직 마사지를 원한다고 하면, 담당 직원은 가장 적절한 테라피 유형을 알려줄 것이다. 한 가지 테라피를 받는 동안에 다른 서비스를 추가로 받을 수도 있다. 즉 추가 선택권을 받는 것으로 정해진 리스트 중에 고객이 원하는 것을 선택할 수 있는 것이다.

스파에서의 옷차림

대개의 경우 스파에서 받게 될 테라피나 활동에 따라 어떤 옷을 입을 건지, 혹은 입지 말아야 할지 결정해야 한다. 만약 기본적인 옷차림에 대해 잘 모르겠다면, 예약할 때 담당직원이나 상담직원에게 거리낌 없이 물어보라.

스파에서는 뭐든 물어봐도 된다!

사실이다. 스파 직원들은 뭐든 열심히 들어준다. 당신이 어떤 질문을 하든, 어떤 얘기를 꺼내든 절대 비웃지 않는다. 기억하라. 그들의 첫째 임무는 바로 당신의 마음을 편안하게 해주는 일이기 때문이다.

마사지를 할 때는 가운을 입는데, 치료가 시작되면 시술 부위만 드러내는 식으로 진행될 것이다. 혹시 물이 필요한 치료라면 수영복을 입는 것도 괜찮다.

요가나 태극권 수련을 한다면 헐렁한 바지와 셔츠를 입는 게 가장 좋다. 한 가지 이상의 치료를 받거나, 리조트 스파에 간다면 스파 관리자들이 가벼운 목욕가운과 슬리퍼를 신도록 할 것이다. 이는 다음 치료로 넘어가기 전에 옷 갈아입는 시간을 최소화하고 전체적으로 고객이 편안하고 만족스러운 체험을 할 수 있도록 배려하는 것이다.

✱

✱

✱

ACTION TIP !

나만을 위한 스파

집 안을 스파처럼

많은 여성들이 비싼 피부 관리, 몸 관리 치료를 받기 위해 고된 일상에서 벗어나기 위해 스파를 적극 찾고 있다. 그러나 스파에 갈 시간이 되지 않는다면, 집 안에 당신만의 스파를 손쉽게 꾸며볼 수도 있다.

스파 꾸미기

■ 긴장을 풀 수 있는 옷을 준비하라

집에서 스파를 할 때는 부드러운 천으로 만든 가운을 하나 사서 꼭 가운을 입어라. 그리고 항상 욕실 안에 이 가운을 보관하자. 그러면 편리하게 헐렁한 이 가운으로 갈아입을 수 있다.

■ 스파와 비슷한 환경을 만들자

만약 향을 좋아한다면 욕실 안에 라벤더, 카모마일, 샌달우드, 오렌지 블러섬, 스파이스드 애플, 바닐라처럼 긴장을 풀어주는 향이 함유된 아로파테라피 촛불로 가득 채워라. 스트레스가 쌓였을 때 당신이 좋아하는 향을 맡으면 기분도 밝아지고 긴장도 풀리는 경험을 했을 것이다.

예를 들어, 라벤더와 스파이스드 애플은 긴장완화를 유도하는 뇌 후면의 알파파 활동을 활성화시킨다. 재스민과 레몬은 집중력과 관련 있는 뇌 전면의 베타파 활동을 늘리는 데 이용된다.

연구학자들에 따르면 사람이 아로마 분자를 흡입하면, 그것이 감각 기관을 둘러싸고 뇌에 후각 신경을 따라 상승하는 전기적 신호를 만든다. 그 신호는 우리의 감정과 기억이 처리되는 대뇌로 가서 우리를 편하게 한다.

하지만 만약 향이 거슬린다면 향이 없는 촛불을 사서 분위기 나는 조명으로 활용하라.

■ 식물 화분을 1~2개 사라

욕실은 습기가 많은 곳이라 집안에서 화초를 키우기에 제일 좋다. 햇빛을 적게 받아도 되는 식물 중에 몇 개를 선택하라.

■ 음악 치료를 하라

스피커가 달린 휴대용 CD플레이어를 가지고 와서 욕실 안에 부드럽게 마음을 달래주는 음악이 흐르도록 하라. 그러면 스파의 진정 효과와 비슷한 환경을 만들 수 있다.

■ **차분한 분위기를 눈으로 볼 수 있도록 하라**

당신이 좋아하는 휴양지 사진이 들어 있는 액자를 몇 개 사서 욕실 빈 자리에 걸어두라. 석양의 바다나 깊은 산속 계곡 등 어느 것이라도 좋다. 앞 세 번째에서 설명한 명상 단계를 잘 활용하여 당신 마음이 가장 편안했던 장소나 장면을 떠올려보도록 하라.

■ **물에 흠뻑 적시고 충분히 보습하라**

적어도 따뜻한 물에 15분 정도 몸을 푹 담그고 있어야만 수분 열기를 이용하여 지친 피부와 아픈 근육과 관절을 달래줄 수 있다. 목욕 중 치료효과를 높이기 위해 황산마그네슘을 첨가할 수도 있다.

목욕을 하면서 수건, 부드러운 스폰지를 이용하여 피부를 살살 문질러서 각질을 없애자. 면도기는 다리의 각질을 제거하는 데 유용하다. 목욕 후엔 발 아래에 마른 수건을 깔고 그 위에 서서 온 몸에 미네랄 오일로 충분히 보습을 해주거나 평소 즐겨 쓰는 보습제로 수분 공급을 해줘야 한다. 얼굴이나 눈 안에 오일이 들어가지 않도록 조심하라. 피부에 충분히 수분 공급이 되었다면 부드러운 타월로 톡톡 두드려가면서 몸을 말려라.

■ **얼굴에 집중하라**

목욕 후 모공이 열린 동안, 얼굴에 각질제거를 하고 눈썹을 뽑고 피부 변화가 없는지 확인하라. 손가락 끝에 보습제를 발라 얼굴에 마사지를 해주면 가볍게 피부 순환을 촉진시킬 수 있다. 다섯 번째 '흠뻑 적시기'에 나왔던 차트를 다시 찾아 당신의 피부 타입에 맞는 테라피를 찾아보길 바란다.

■ **손에 집중하라**

평소 즐겨 쓰는 보습제를 손에 발라 문지르면서 부드럽게 손톱을 정리하고 마사지를 하라. 이렇게 하면서 마치 스파에서 하는 핸드 마사지처럼 손의 지압점을 찾아 눌러주면 심리적 긴장도 풀린다. 천천히 숨을 쉬면서 오른손 엄지손가락으로 왼쪽 엄지와 약지 사이의 부드러운 부위를 꾹 눌러주라. 손을 바꿔 오른손에도 똑같이 해보라.

■ 스파 대용 보온 팩을 만들자

보온 팩을 만들어보자. 두꺼운 양말 안에 아마씨를 가득 채운 후 바늘로 깁거나 끝을 묶으면 된다. 혹은 욕실 수건이나 작은 타월을 2개 겹쳐 기워 만들어라. 이것도 똑같이 수건 안에 아마씨를 채워 빈틈 없이 바늘로 기우면 된다. 사용할 때는 물 한 잔과 함께 전자렌지에 넣고 1~2분간 팩이 따뜻해질때까지 두라(전자렌지가 돌아가는지 확인하라. 혹시 아마씨가 타 버릴 수도 있다). 아마씨가 없다면 숯이나 황토를 사용해도 좋다.

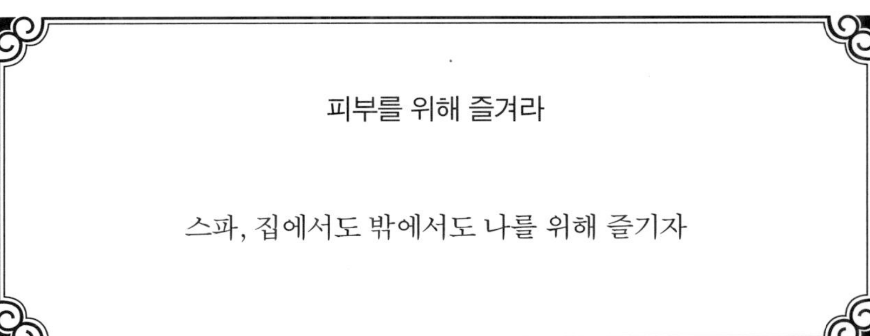

CHAPTER.9

일곱 번째

피부에서 빛을 내자!

연령 별 피부 고민

깊어지기 전에

당신은 피부에 문제가 생기면 제일 먼저 무엇을 하는가?

나는 지난 10년간 아들이자 사업파트너인 하워드와 함께 전 세계를 다니면서 수천 개의 리조트와 각종 스파에서 여러 전문가를 만났다. 그곳 피부미용사들은 그들의 고객들에 관한 무시무시한 이야기를 해주었다. 그들의 이야기는 우리를 깜짝 놀라게 했다.

"대부분의 손님은 문제가 굉장히 심각해진 다음에야 저희를 찾아요. 처음 여드름이 올라오거나 피부가 거칠어지면 그것을 감추려고 두껍게 화장을 해서 감추려고 해요. 그것이 문제가 돼서 피부에서 염증이 날 정도가 되면 그제야 다급해져서 저희나 피부과에 도움을 요청하지요."

우리는 앞서 계속 이야기했지만 피부에 문제가 생기는 것은 피지가 과다분비되거나 수분이 부족하거나 호르몬의 리듬이 깨어졌기 때문이다. 이러한 문제들을 해결하기보다 단순히 피부에 여러 가지 화장품을 덧바르면, 피부는 숨을 못 쉬고 피지나 세포 노폐물은 깨끗하게 없어지지 않게 된다. 즉 피부는 자기 스스로 재생할 수 있는 능력을 잃어버리고 문제가 더욱더 심해지는 것이다. 처음에는 단순히 여드름이나 번들거리는 피부였지만 나중에는 악건성 피부와 염증, 피부노화까지 발전한다.

물론 피부는 유전적인 성격이 강해서, 자신의 어머니가 주름이 많다면 자신도 늙어서 주름이 많을 확률이 높고 할머니가 햇빛에 잘 타는 하얀 얼굴이라면 자기도 햇빛에 약할 가능성이 크다.

그러나 특정 피부병에 특히 약할 소질로 태어났다 해도, 방법은 있다. 우리는 유전자를 능가하여 아름다운 피부를 유지할 수 있다. 섹시하고 나이들지 않는 피부는 최대한 피부를 보호하고 영양을 공급하면 가능하다. 즉 앞에서 논의했듯이 피부 속부터 바깥까지 보호하고 영양 공급을 제대로 해주는 것이 가장 핵심이다. 이는 마지막 일곱 번째까지도 마찬가지다.

나이가 들어도 남보다 훨씬 젊어 보이는 피부를 만드는 것은 다시 말하지만 어려운 일이 아니다. 문제는 그것을 하고자 하는 의지인 것이다.

그것과 더불어 모든 여성들은 피부 문제가 발생하는 초기 단계에서 정확한 진단과 효과적인 치료를 받으면 얼마든지 피부 문제를 잘 관리하고 예방할 수 있다. 피부가 이상 신호를 보내기 시작하는 그 때가 가장 중요하다.

다시 말해서 피부에 나타난 문제가 영구적인 상처나 조기 노화로 진행되기 전에 해결한다면 앞으로 오랫동안 피부를 건강하게 유지할 수 있다. 그리고 어떤 치료가 가능한지, 효과 좋은 제품은 무엇인지 잘 알아본다면 나이 흔적 없는 피부를 유지하는 데 큰 도움을 받을 수 있다.

시도 때도 없는 피부 문제

'피부에서 빛을 내라'에서는 실제로 연령에 따라 여성들이 가장 흔하게 겪는 피부 문제를 알아보고 문제 해결책을 제시하여 피부가 스스로 빛을 낼 수 있도록 마무리를 지을 것이다.

우리가 설정한 다양한 생명 주기별 단계나 그때의 피부 문제는 우리의 특정 목적에 맞추어 다소 포괄적이며 광범위하다. 예를 들어, 여드름 같은 일부 피부 문제는 평생 동안 아무 때라도 발생할 수 있는 문제로 뽑았다. 대부분의 여성들이 이런 피부문제가 생기면 이전에 개인적으로 알고 있던 방법이나 처방약으로 치료하거나 잘못 건드리는 경우가 많다. 이제 우리는 당신에게 딱 맞춘 제대로 된 치료 방법을 찾아낼 수 있도록 도와줄 것이다.

우선 개별 상황에 맞게 이것이 의사에게 가야할 피부 문제인지, 아니면 흔히 쓰는 약품으로 혼자 치료하면서 지켜봐도 되는 것인지 판단할 수 있도록 해주겠다. 설령 아주 흔한 피부 문제라서 당신에게 별 영향을 주지 않더라도 그것이 더 커지지 않게 예방하면 피부 건강은 더욱 좋아질 것이다.

20대에 흔히 나타나는 피부 문제

여드름

주근깨

임신 중에 생기는 기미

30대에 흔히 나타나는 피부 문제

잔주름과 주름살

눈 밑 다크서클

얼굴, 목, 어깨 건강

40대에 흔히 나타나는 피부 문제

갱년기 피부

기미

양 눈가 주름

습진

입술 주름

50대 이상에 흔히 나타나는 피부 문제

폐경기 피부

혈관 정맥(모세혈관 확장증)

피부암

당뇨로 인한 피부병

폐경 후기 피부

탱탱한 20대, 그런데 이건 뭐야?

'20대여 영원하라'라는 어느 광고 문구처럼 20대의 피부 건강은 최고라고 할 수 있다.

20대 초반 대부분의 여성은 피부에 꼭 필요한 수분이 충분해서 피부결이 탱탱하고 매끈하다. 잔주름과 주름살은 찾아볼 수 없다. 이는 충분한 엘라스틴 섬유가 피부에 탄력 성분을 제공하여 수분을 빼앗기지 않기 때문이다. 피지선이 있는 진피의 주요 구성 단백질인 콜라겐도 피부 표층, 표피를 지탱해줌으로써 주름 예방에 핵심적인 역할을 한다.

그러나 20대 여성도 피부 문제는 있다. 이 문제를 제대로 해결하지 못하면 그 흉터와 상처가 이후 쭉 계속될지도 모른다. 피부가 이상신호를 보내기 시작할 때 빨리 처리해서 20대 피부를 계속 유지하자.

사춘기도 아닌데 무슨 여드름이지?

정체 – 여드름 하면 보통 사춘기를 떠올리기 쉽다. 여드름은 사춘기에 증가하는 남성 호르몬인 안드로겐이 주범이기 때문이다. 안드로겐은 피지선을 넓혀 일상적인 양보다 더 많은 피지를 만들기 때문에 이것이 여드름을 돋게 하는 것이다.

그렇다면 사춘기가 지나 20대가 되어도 여드름이 돋는 것은 왜일까?

원인 – 임신, 월경, 피임약 복용 등으로 호르몬의 분비가 변해서 피부의 피지선을 자극하기 때문이다. 또 화장품, 머리염색, 헤어스프레이 종류 등 외부의 환경 때문에 여드름이 나거나 심해진다. 피부를 자극하는 옷이 여드름 문제를 더 악화시킬 수도 있다. 땀을 많이 흘리고 습도가 높은 날씨일 경우엔 특히 그렇다. 스트레스도 여드름을 유발하는 원인으로 잘 알려져 있다. 초기에 효과적인 예방과 치료책을 쓴다면, 여드름은 얼마든지 통제 가능하다.

발생위험이 높은 사람 – 여드름은 미국에서 가장 흔히 나타나는 피부병이다. 청소년 인구의 약 85%가 어느 시점에 모두 여드름을 경험한다. 25세~34세 사이의 성인 중 8%, 35세~44세 사이의 성인 중 3%가 여드름 증상을 호소한다.

신호와 증상 – 대체로 여드름은 우리 몸에서 피지선이 가장 많은 부위, 즉 등의 윗부분, 목, 얼굴에 발생한다. 피부 위에 막힌 모공이 좁쌀여드름을 만들면서 여드름은 시작된다. 만약 모공이 열린 상태에서 먼지가 들어가 막혀버리면, 점점 까맣게 변해 블랙헤드가 생긴다. 혹시 막힌 모공이 감염이라도 된다면 뾰루지가 생기거나 좁쌀여드름 위쪽의 붉은 점이 점점 커질 것이다.

예방과 치료 – 여드름 치료는 피지 생성을 줄이고, 피부세포 전환을 가속화시키며, 박테리아 감염을 막음으로써, 혹은 이 3가지를 동시에 함으로써 이루어진다. 먼저 하루에 2번이나 3번 정도 따뜻한 물에 순한 클렌저로 여드름 발생 주변을 씻어라. 지나친 세수는 오히려 피부에 자극을 주기 때문에 피해야 한다.

술, 커피 등의 카페인이 있는 음료, 튀긴 음식은 먹지 마라. 이런 것들이 여드름을 직접 일으키지 않는다 해도 여드름을 유발하거나 악화시키는 작용을 할 수가 있다. 또 우유와 유제품에 든 천연 호르몬과 생체활성 분자가 여드름을 악화시킨다고 지적하는 연구도 몇 편 나와 있다.

연구학자들은 여드름 발생을 억제하려면 무엇보다 스트레스를 받는 상황을 잘 조절해야 한다고 생각한다. 왜냐하면 스트레스가 호르몬을 파괴시키기 때문인데, 이는 여드름 발생과 직접 관련이 있다. 앞에서 스트레스에 대한 논의를 하면서 스탠포드 대학의 연구 결과를 언급한 적이 있었는데, 기억하는가? 즉 대학생들의 스트레스 지수가 높아질수록 여드름도 더욱 악화된다는 연구결과였다.

여드름성 뾰루지를 해결하는 데 도움이 될 수 있는 약국용 제품 성분으로는 **과산화 벤조일, 살리신산, 레조르시놀, 티오황산나트륨, 유황**이 있다.

레티노이드(비타민 A에서 파생된 약물), 아젤라익산, 젖산, 글리콜릭산, 살리신산, 과산화 벤조일 같은 국소 제품은 여드름 환자에게 흔히 처방된다. 과산화 벤조일은 피지 생성을 줄이며 동시에 항균 작용을 한다. 하지만 조심하지 않으면 피부가 건조해지고 얇아져 잘 벗겨질 수 있다. 레티놀뿐만 아니라 레조르시놀, 살리신산, 유황도 블랙헤드, 좁쌀여드름, 염증성 여드름을 줄이는 효능이 검증되었다. 상반신과 얼굴에 큰 염증이 있다면 이와 같은 바르는 제품과 바르는 항생제를 함께 쓸 것이다.

에리쓰로마이신 *erythromycin*, 클린다마이신 *clindamycin* 같은 일부 항
생제는 항균, 항염증 물질이 함께 있어서 일정 기간 매일 사용하는 약으
로 처방되는 경우가 많다. 그 기간은 보통 4개월에서 6개월 사이다.
하지만 여드름 환자들에게 항생제에 내성이 생기는 문제가 점차 커지
고 있기 때문에, 치료 과정에 대해서는 반드시 의사와 상담하라. 요즘
에는 의사들이 꼭 필요할 때만, 그것도 단기간 치료를 위해서만 항생제
를 처방하는 경우가 많다.
먹는 약물과 국소 연고 같은 기타 약품을 항생제와 함께 사용할 수도
있다. 그래서 혹시 3~6개월 치료해도 호전되지 않고 커다란 염증이
그대로 남아 있다면 의사들은 당신에게 먹는 피임약이나 항안드로겐
처방을 내릴 것이다. 만약 얼굴, 목, 상반신에 심한 상처자국과 함께 염
증이 많아지는 여드름이라면 먹는 아이소트레티노인(아큐테인)을 처방
할 것이다.
이 약물은 태아 유산과 관련 있기 때문에 임산부나 임신할 가능성이 있
는 여성은 사용하지 말아야 한다.

의사를 만나야 할 때 – 여드름 자체로는 의학적으로 심각한 상태가 아닐
지 모른다. 그러나 여드름을 잘못 관리하면 영구적인 상처자국이 남거
나 피부가 패일 수 있다. 따라서 계속 뾰루지가 나서 없어지지 않거나
증상이 심해진다면 상처 자국이나 다른 피부 손상을 미연에 막기 위해
서라도 피부과 의사를 찾아가 치료를 받아라.

만약 여드름이나 여드름 때문에 생긴 상처 자국이 당신의 사회생활
이나 자신감에 악영향을 끼친다면 의사를 찾아가 대체 이 여드름을 조
절할 수 있는지, 혹은 상처 자국을 희미하게 없애버릴 수 있는지 알아

보는 것이 좋다.

아주 드문 경우이긴 하나, 나이가 들어서 갑자기 여드름이 심하게 난다면 혹시 다른 질병을 알리는 신호일지도 모른다. 만약 나이가 들어서 아무런 이유 없이 갑작스럽게 여드름이 심하게 날 경우에는 반드시 의사에게 검사를 받아야 한다.

임신 중 기미

정체 — 여성이 임신을 하면 호르몬 변화 때문에 간혹 얼굴 피부가 어두워져 표정도, 생기도 없는 모습으로 바뀐다. 흔히 기미라고 부르는 것으로, '간반', '임신 마스크'라고 부른다. 주로 이마, 턱, 윗입술에 생기고 얼굴색이 짙은 여성에게 상대적으로 흔하게 발생하는 문제로 보통 임신 기간 중후반에 나타난다. 출산 후에는 이런 현상이 점차 사라지지만 다음에 임신을 하면 다시 반복될 가능성이 있다.

원인 — 임신 마스크의 정확한 원인은 아직 알려지지 않았지만 임신, 먹는 피임약, 화장품, 유전, 햇빛, 특정 질병과 약품 같은 것이 모두 임산부의 피부를 칙칙하고 생기없는 안색으로 만들 수 있다고 한다. 또 여드름, 습진, 접촉성 피부염, 피부 상처, 그 외 여러 가지 문제 때문에 얼룩덜룩한 피부 질환이 발생할 수도 있다.

발생위험이 높은 사람 — 임신한 여성 중 약 75%가 기미 증상을 보인다. 임신한 것도 아니고 먹는 피임약을 복용하지도 않았는데 기미가 나타나는 것은 호르몬 균형이 깨졌을 가능성이 있다.

예방과 치료 – 기미의 악화를 막으려면 SPF 지수가 높은 선블록을 사용하라. 이 질환에는 하이드로퀴논 약제를 사용하면 어두워진 색소 침착을 완화시키는 효과를 볼 수 있다. 하이드로퀴논은 멜라닌 생성에 관여하는 효소 티로시나아제를 억제시키는 화학 물질이다.

또한 아젤라익산은 멜라닌을 생성하는 세포, 멜라노사이트 활동을 감소시킨다고 한다. 일부 여성들 중에는 강도가 높은 AHA를 활용한 얼굴 박피나 글리콜릭산을 이용한 화학적 박피를 통해 효능을 본 사람도 있다.

의사와 만나야 할 때 – 기미가 새로 생겼거나 더 악화되었다면 의사와 상담하여 의학적 진단을 받아라. 그러면 담당 의사는 호르몬 불균형 등 그 원인이 무엇인지 알아내 좀 더 강력한 제조약을 처방하거나 치료할 것이다.

30대 피부고민

30대가 되면 여성들은 자신의 피부가 건조해지고 활기 없는 모습으로 변했음을 눈치 챌 수 있다. 이는 새로운 세포 생성이 감소되기 때문이다. 또한 건강이나 생활 습관에 따라 다르겠지만 잔주름이 늘고 미묘한 주름살이나 확실한 주름살도 늘어만 간다. 어떤 여성들은 목, 아래턱, 턱 주변 피부가 처지고 늘어난 모습을 확인할 수 있다. 생명 주기로 볼 때 이 단계의 여성들은 엉덩이나 허벅지 부분의 피하 지방이 울퉁불퉁해지는 셀룰라이트 증상이 더 많이 나타날 것이다.

30대 여성들은 특히 과도한 UV자외선 노출과 그 외에 고온, 한랭한 날씨 등 나쁜 환경적 상황을 가급적 피해야 한다. 또 직접 흡연과 간접 흡연은 조기 피부 노화의 원인이 될 수 있으므로 멀리 해야 한다.

잔주름과 주름살

정체 – 30대 무렵 정상적인 피부 노화 상황을 살펴보면, 콜라겐과 엘라스틴 섬유조직의 생성이 감소하고 피부 세포 전환이 느려지기 시작한다. 그 결과 잔주름과 주름살이 생기고 겉으로 보면 누르께한 칙칙한 얼굴빛으로 변한다.

원인 – 이미 앞에서 논의한 대로 나이, 유전, 중력 때문이기도 하지만 초기 주름살의 주요 원인은 바로 햇빛에 의한 손상이다. 시간 때문에 정상적으로 나이가 드는 것이라면, 엘라스틴 섬유질이 손실되어 잔주름이 발생한다. 이런 얕은 주름은 피부가 늘어나면 사라진다. 50세쯤 피부 탄력이 급격하게 감소하면, 중력의 강한 영향력이 더욱 두드러지게 나타나 주름살은 영구적으로 자리를 잡는다. 이와 더불어 양쪽 귀가 길게 처지고, 목 주변 피부와 턱선을 따라 턱살이 늘어나 겹치기도 한다.

징후와 증상 – 정상적인 노화 과정에서, 피부 외층인 표피는 얇아지고 연약해지며 탄력이 떨어진다. 혈관, 지방, 콜라겐, 엘라스틴 섬유질이 점차 손실된다. 모낭, 땀샘, 피지선의 밀도가 감소함으로써, 그 결과 땀 배출과 피지 생성도 줄어든다.
햇빛 손상을 받으면 피부는 두꺼워져 가죽처럼 거칠고 단단한 모습으로 변하며 피부가 거칠어지고 누렇게 변색된다. 주름살은 더욱 깊어지며 피부를 팽팽하게 잡아당겨도 사라지지 않는데, 이는 자연스러운 노화와 더불어 진행되기 때문이다. 햇빛은 초기 주름살을 만들 뿐 아니라, 피부에 영양을 공급하는 모세혈관 벽 안의 탄력도 감소시켜 그 결과 모세혈관 확장증이 발생할 수 있다. 또한 불규칙적인 색소침착, 거친 피부, 건조한 피부, 양성 혹은 악성 종양이 생긴다.

UV 자외선에 많이 노출되지 않았던 피부는 만지거나 꼬집어도 재빨리 제자리로 돌아오지만 자외선에 약해진 피부는 그렇지 않다. 즉 피부가 햇빛에 많이 노출될수록 빨리 주름살이 생기고 가죽처럼 거친 얼굴로 변할 가능성이 높아진다.

예방과 치료 – 조기 잔주름과 주름살을 예방하는 최선의 방법은 생활습관을 바꾸는 것이다. 우리는 앞에서 바로 그런 논의를 했다. 비록 과거에 입은 햇빛 손상을 어찌해볼 수는 없지만 이제부터 항산화성분이 풍부한 음식, 활성산소를 공격하여 노화의 진행을 막는 성분을 섭취할 수 있다. 또 적당한 운동을 하고 너무 뜨겁거나, 너무 차가운 곳을 피하여 기온으로 인한 손상을 피할 수 있다. 물론 핵심은, 오늘부터 당장 UV자외선을 피하는 것이다.

혹시 야외에 나간다면, 햇빛이 가장 강한 시간대인 아침 10시부터 오후 3시까지는 되도록 피하라. 만약 햇빛이 있어도 외출해야 한다면, 적어도 SPF 15 자외선 차단제를 항상 발라주고 두 시간마다 덧발라 주는 것이 좋다. 만약 햇빛이 강한 지역에 살고 있고 야외활동을 많이 하며 피부가 하얗거나 가족 중에 피부암에 걸린 사람이 있는 경우라면, 적어도 SPF 30 자외선 차단제를 사용하고 시간마다 혹은 되도록 자주 발라 피부가 붉게 변하는 증상을 방지해야 한다.

그리고 흡연은 피부를 빨리 늙게 하므로 피해야 한다. 10년간 흡연을 하고 나면 피부 자체가 변하며 주름살도 회복할 수가 없다.

햇빛에 의한 손상 피부와 관련된 잔주름과 주름살 제품 속엔 국소적 비타민 A산과 AHA가 들어 있다. 그 외에 다른 제조약제로는 **바이오 메이플, 요소, 젖산, 카르복시산, 피롤리돈 나트륨, 인지질** 같은 천연 보습 성분이 함유된 제품들도 있다.

의사와 만나야 할 때 – 만약 햇빛 손상이 심하다면 의사와 화학적 박피, 미세 박피술, 레이저 치료에 대해 상담하라.

40대 피부 고민

40대 초반이 되면 피부는 더욱 건조해지고 눈가 주름과 입 주변 주름살이 더 많아지는 걸 볼 수 있다. 죽은 피부 세포를 벗겨내려면 AHA를 사용해보라. 그런 다음에 바셀린, 스쿠알렌, 요소, 젖산나트륨, 히알루론산, 피돌산 또는 바이오 메이플이 함유된 다기능 보습제를 발라주라.

갱년기 피부

정체 – 갱년기는 폐경 전 2~8년 사이를 가리킨다. 대부분의 여성들이 40대 후반에 들어서면서 갱년기를 겪는다. 이 시기가 되면 우선 에스트

로겐 수치가 감소하기 시작하여 그 결과 여러 가지 다양한 생리적 변화
가 나타난다.

발생 위험이 높은 사람 – 폐경기로 진행되는 자연적인 변화를 겪는 여성
들이라면 모두 갱년기 증상을 맞이한다. 몸 안으로 슬며시 들어오는 여
러 징후들과 증상을 약하게 겪는 것이다. 자궁적출 수술이나 '의학적
폐경'을 겪은 여성들은 이와 같은 과도기를 거치지 않는다.

징후와 증상 – 이 시기에 여성들은 잔주름이 더욱 선명해지고 피부가 조
금만 갈라져도 곧바로 영구적인 주름살로 자리 잡는 모습을 보게 될 것
이다. 목이 처지고, 모공이 커지고, 피부에 얼룩덜룩 부스럼이 생기고,
피부 반점이 보이고, 극도로 피부가 건조해지는 것을 새삼 느끼게 된다.
간혹 40대 여성들에게 성인 여드름이 돋는 경우도 많다(여드름 관리는
20대 피부문제를 참고하라).

예방과 치료 – 이 시기에는 규칙적으로 피부관리를 해줘야 한다. 즉 매
일 아이 크림, 낮전용 노화방지 크림, 순한 클렌저를 사용해야 하며 매
주 각질제거를 하여 깨끗하고 밝아 보이는 피부를 만들어야 한다.

기미

정체 – 기미라고 하는 갈색 반점은 장기적인 햇빛 노출에 의해 발생한다.

발생위험이 높은 사람 – 하얀 피부를 가진 사람이 햇빛에 오랫동안 노출

된다면 기미가 생길 위험이 더욱 높아진다. 물론 선천적 유전자도 관련이 있다.

징후와 증상 – 기미는 뚜렷한 모양이 나타난다. 즉 원형이나 타원형의 갈색 또는 흑색의 납작한 피부 반점으로 얼굴에 가장 흔히 발생한다. 각 반점은 연한 갈색부터 어두운 갈색까지 다양하게 나타난다. 반점의 크기는 10cm 내외 정도로 큰 것도 있고 1cm 미만 정도의 작은 것도 있다. 손, 얼굴, 등, 어깨 등 장기적으로 햇빛에 노출되었던 부위에서 가장 눈에 띄게 발생한다.

예방과 치료 – 기미를 없애는 최적의 치료로써 표백 크림, 국소적 비타민 A 산, 하이드로퀴논, AHA 등이 있다. 항상 자외선 차단제를 발라서 치료받은 부위가 다시 어두워지지 않도록 유의해야 한다.

눈가 주름

원인 – 수십 년간 눈을 뜨고 감는 동작을 반복하고, 햇빛에 노출된 결과이며 잘못된 생활습관과 흡연도 그 원인이다.

발생위험이 높은 사람 – 누구나 나이가 들면 눈가 주름은 생긴다. 그러나 특히 30세 이상, 흡연자, 선글라스 착용으로 UV자외선으로부터 눈을 보호하지 않은 경우는 위험이 높아진다. 미국으로 말하자면 플로리다, 캘리포니아, 텍사스, 하와이 등 일광이 강한 지역에 사는 여성들은 주름이 더 심하다.

예방과 치료 – 매일 자외선 차단제, 적당한 보습, 챙이 넓은 모자, 적당한 선글라스를 잊지 마라. 이게 필수 요건이다. 이미 생긴 주름을 관리하는 약제로 바셀린, 글리세린, 바이오 메이플, 스쿠알렌, 항산화제, 비타민 A, AHA와 같은 국소 유화제나 습윤제가 있다.

습진

정체 – 흔히 피부염이라고 부르는 습진은 모든 연령대의 여성들에게 발생하는 피부질환을 총칭한다. 증상을 가라앉히는 약은 많지만 현재로선 이 흔한 피부병을 완전히 없앨 수 있는 치료방법이 없다.

원인 – 습진은 장기간에 걸쳐 반복적으로 발생하는 피부 염증으로써, 다른 사람들에게는 전혀 무해한 생활환경 주변의 여러 가지 알레르겐에 유독 민감하게 반응하기 때문에 생긴다.

가장 흔한 유형인 아토피성 습진은 천식, 건초열과 관련이 있다. 알레르기성 접촉성 피부염은 피부와 접촉하는 어떤 물질에 대한 몸의 이상반응으로 발생한다. 예를 들면 귀걸이의 니켈 물질과 접촉하여 생기는 습진이 있다. 자극성 접촉성 피부염은 피부를 자극하는 세제와 화학물질 등 일상생활 속의 물질 때문에 발생한다. 이것은 성인의 손에서 가장 흔하게 발견되는 증상이기도 하다. 성인 지루성 피부염은 곰팡이균이 유발하는 질환으로 20 ~ 40세 까지의 성인이 많이 겪는다. 보통 두피에 가벼운 비듬 형태로 발견되지만 얼굴, 귀, 가슴까지 퍼질 수도 있다. 하지정맥류 습진은 중장년층의 종아리에 발병한다.

발생위험이 높은 사람 — 습진은 주로 유전성 질환이기 때문에 유전과 가족력의 영향을 받는다. 유아부터 노인에 이르기까지 누구나 걸릴 수 있다.

징후와 증상 — 가벼운 습진은 피부가 건조해지고 열이 나며 가려운 정도이다. 심한 경우 피부가 갈라지고 벗겨져 쓰리며 피가 난다. 겉으로 보기에 좀 거북한 질환이지만, 전염성은 없다. 하지만 제대로 치료하지 않으면 피부 궤양에 걸릴 수도 있다.

예방과 치료 — 습진을 완전히 치유할 수 있는 방법은 없지만 불편함을 최소화할 수 있는 방법은 여러 가지다. 처방전 없이 살 수 있는 약품이나 처방 조제 약품이 있으며 유화제, 바르는 스테로이드, 먹는 스테로이드, 바르는 면역조절제도 사용한다. 대다수 유형의 습진 치료에서 피부에 염증이 생기면 연고와 크림을 사용한다. 이것은 환자의 연령, 질환의 정도, 치료 부위의 크기에 따라 다르게 쓸 수 있도록 약의 강도가 다양하게 나온다. 좀 더 심한 환자의 경우, 연고가 듣지 않으면 먹는 약을 처방할 수 있다.

의사와 만나야 할 때 — 피부 염증을 처음 겪었고 다른 피부 진단을 받아본 적이 없다면, 의사와 상담하는 게 최선이다. 자극 요인을 피했음에도 치료가 되지 않거나 처방전이 필요없는 약국용 보습제와 바르는 제품으로 개선되지 않으면, 담당 의사가 치료 방안을 다시 안내해 줄 것이다.

입술 주름

정체 – 입술 잔주름이나 주름살은 35세 이상 여성들에게 흔히 나타난다. 그런데 이 주름으로 인해 매끈하고 부드러워야 할 윗입술선이 망가지기 때문에 매우 당황스러운 마음이 들 수도 있다.

원인 – 입술 주름은 시간적, 환경적 두 가지 요인의 결과다. 건강 문제, 햇빛과다 노출, 흡연, 건조하거나 열기가 심한 작업 환경이나 생활 환경, 게다가 물집을 만드는 바이러스까지도 주름 발생의 원인에 포함된다.

발생 위험이 높은 사람 – 35세 이상 대부분의 여성들은 입술 주름이 생길 위험을 안고 있다. 노화, 광손상 이력, 건조한 환경, 햇빛 노출, 흡연, 지나친 다이어트는 주름이 생기는 것을 더 도울 수 있다.

예방과 치료 – 입술에는 피지선이 없어 트고 갈라지기 쉽기 때문에 특별하게 세심한 관리가 필요하다. 햇빛과 흡연을 피하라. 흡연시 입술을 오므리는 것이 영구적인 입술 주름으로 남을 가능성이 있다.
입술 주름 치료제에는 적절한 수준의 유화제와 자외선 차단제가 함유되어 있다. 입술 주름 악화를 방지하려면 입술 보호제를 자주 발라주는 것이 좋다. 햇빛에 나가기 전 20분에 미리 발라주고 이후 하루 종일 여러 번 덧발라주어야 한다.

바셀린, 홍화씨유 같은 오일류, 카르나우바와 파라핀 같은 왁스 등 유화제 성분이 든 입술 보호용 제품과 아연, 산화티타늄, 옥시벤존, 옥티녹세이트, 벤조페논이 함유된 자외선 차단제를 찾아라.

50대 피부 고민

폐경기 피부

정체 – 폐경이란 보통 51세 전후에 일어나는 여성의 정상적인 변화이다. 무엇보다 이 시기에 여성의 몸은 신진대사, 호르몬 생성, 월경 길이와 빈도에 있어 엄청난 변화를 겪는다.

원인 – 피부 건강을 유지하는 데 에스트로겐과 프로게스테론 호르몬이 중요한 역할을 한다. 에스트로겐 수치는 콜라겐과 엘라스틴의 생성과 양에 직접적인 영향을 끼친다. 콜라겐과 엘라스틴은 피부 구조를 지탱해주는 형성 조직이다. 따라서 흔히 폐경으로 인해 에스트로겐과 프로게스테론의 수치가 감소하면 피부가 나빠지는 결과로 나타난다. 폐경이 되면 해마다 콜라겐 수치가 최대 2%씩 감소한다. 그 결과 상처 치유 속도가 떨어지고 겉으로 주름살도 더 늘어난다.

발생 위험이 높은 사람 – 여성들은 살다보면 누구나 어느 시점에 가서는 폐경을 겪게 된다. 자궁과 난소를 제거하는 외과적 자궁적출 수술을 받은 여성은 연령과 무관하게 수술 당시에 의학적 폐경을 겪을 것이다.

징후와 증상 – 폐경기에 이른 여성 중 75%는 '핫플래시'를 경험한다. 핫플래시는 갑작스럽게 온 몸 전체에서 열기를 느끼는 증상으로, 일반적으로 머리와 목에서 시작된다. 이것은 여성의 피부까지 영향을 끼쳐서, 피부가 화끈거리고 따끔거리는 자극을 받아 거칠게 변한다. 땀을 흘리는 것도 핫플래시 증상의 일부분이다. 대개 갱년기 여성도 핫 플래시를 느낀다. 갱년기부터 에스트로겐이 감소하기 시작하여 월경주기가 불규칙적으로 변하기 때문이다. 일부 여성들은 폐경 이후까지 핫플래시를 느끼지 못하기도 한다.

핫플래시와 더불어 폐경기 여성들은 피부가 더욱 건조해지고 피부색이 칙칙해짐을 인식하기 시작한다. 피부 콜라겐이 줄어들면서 탄력이 떨어짐에 따라 피부는 점점 얇아진다. 특히 젊은 시절에 햇빛을 많이 받은 여성의 경우, 이 증상이 확실히 드러난다. 폐경기 여성들은 에스트로겐의 감소로 인해 골다공중의 위험도 훨씬 높아지며 동시에 골절위험도 커진다. 골다공중은 얼굴 피부를 처지게 만든다.

그 외 폐경기 피부 변화는 다음과 같다.

폐경기 피부 변화

- UV 자외선으로부터 피부를 자체 보호하는 능력이 감소된다.
- 콜라겐 안정화에 꼭 필요한 효소가 줄어든다.
- 땀 분비량과 피지선 생성량이 감소하여, 전체적으로 노화가 진행되어 더욱 건조하고 거칠어진다.
- 튼튼한 뼈와 골절 예방에 필수적인 비타민 D 생성이 줄어든다.
- 피부 속 혈관이 줄어들고 혈액순환도 퇴화한다.
- 머리카락이 자라는 정도가 달라진다. 즉 특정 부위의 머리카락이 얇

아지거나 혹은 두꺼워지기도 한다.

■ 머리카락 색깔이 달라진다.

예방과 치료 – 피부 노화와 관련된 여러 가지 변화를 되돌릴 수는 없지만, 노화 과정을 늦추고 일부 조직 손상을 회복시킬 수 있는 방법은 많다. 무엇보다 환경적 요인, 특히 UV 자외선으로 인한 손상으로부터 피부를 보호해야 한다. UV 자외선에 노출될 때마다 피부 손상은 계속 축적되기 때문에 반드시 햇빛을 피하고, 긴 소매 옷을 입고, 자외선 차단제를 발라야 한다. 피부에 일광 화상을 입지 않았더라도, 피부 손상은 진행될 수 있다.

화장품의 라벨을 읽을 때, 균일하지 못한 피부 톤을 정리해주고 표피까지 침투하여 피부 방어막을 형성하고 수분을 잡아주는 성분이 들어있는지 확인하라. 이런 성분들은 강한 효능을 가진 보습 화합물을 포함하고 있다. 예를 들면 히알루론산, 요소, 바이오 메이플, 젖산, 히알루론산 나트륨, 스핑고지질, 인지질, AHA, BHA, 글리세린, 항산화제 등이다.

의사와 만나야 할 때 – 처음 브는 피부 변화, 또는 이전과 다른 피부 변화를 감지했다면 의사를 찾아가라. 생명 주기로 볼 때 이 단계가 되면, 해마다 철저한 피부 진단을 받아서 심각한 유형의 피부암이나 여러 질환을 예방해야 한다.

정맥류

정맥류란 정맥압의 영향으로 팽창된 정상적인 정맥을 말한다. 겉으로
드러난 이런 작은 정맥들이 확장되면 피부 겉으로 마치 햇살이 퍼지는
모양으로 붉은색, 자주색의 정맥이 드러나 피부가 붉게 보인다. 이는
남성보다 여성에게 더 흔하게 나타나며 보통 아동기부터 시작된다. 핏
줄에서 출혈이 있는 것은 아니지만 미용상의 문제는 발생한다. 전기건
조법 혹은 레이저로 치료하며, 화장으로 가릴 수도 있다.

폐경기 이후 피부 이해하기

60세 이상 폐경기 이후 기간에 피부가 생성하는 피지의 양은 최대 50%
까지 감소한다. 그 결과 피부는 건조해져 이 단계의 많은 여성들은 피
부가 트고 갈라지는 경험을 한다. 그리고 기미가 더욱 많아지고 안면이
갈수록 처지는 걸 느낄 수 있다. 목과 가슴에 생기는 얼룩덜룩한 피부
부스럼과 주름은 바로 햇빛 손상의 직접적 결과이다. 폐경기 이후 여성
들은 앞서 말한 폐경기 여성 피부 관리 지침을 따르는 것이 좋다.

당뇨병과 피부병

당뇨병 환자들은 여러 가지 피부병에 걸릴 수 있다. 당뇨와 관련된 피부질환으로는 피부가 딱딱해지거나 노랗게 변하는 증상이 있으며 다리 아래쪽에 작은 원형의 유색 반점 등이 발견되기도 한다. 만약 당뇨병 환자라면 당신의 피부 문제가 어느 정도 심각한 것인지 의사와 상담하기 바란다. 이것은 당뇨치료에 꼭 필요한 약물 때문일 수 있다.

피부에서 빛을 발하기

1. 피부를 건강하고 젊게 유지하고 싶은가? 그렇다면 자주 일어나는 문제이건 좀 심각한 문제이건 간에 피부질환이 맨 처음 발생했을 때 제대로 치료해야 한다.

2. 좀 심각한 피부병을 예방하고 싶은가? 그렇다면 발병 원인, 위험 요인, 징후와 증상, 다양한 예방과 치료 방법에 대해 알고 있자.

3. 생명 주기의 각 단계마다 새로운 피부 변화와 걱정거리가 생기기 마련이다. 이런 문제를 초기에 치료하여 훨씬 비용이 많이 드는 수술이나 주사를 피하고 싶은가? 그렇다면 자신의 피부를 항상 잘 살펴보라.

4. 전에 없던 피부 문제가 새로 생겼다면 의사를 찾아가 적절한 진단을 받고 필요할 경우 의학적 치료를 요청하라.

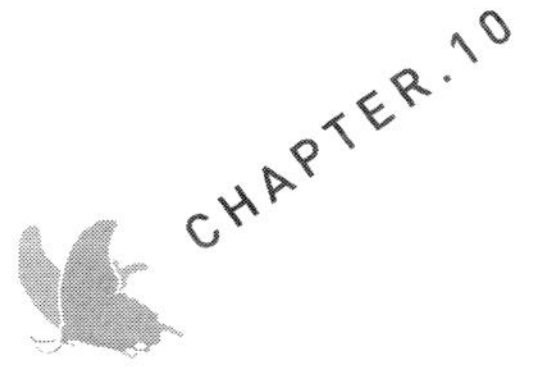

보톡스가 더 좋지 않을까?

주사에 의지하지 마라

보톡스면 될 것 같은데…

월요일 아침 거울을 들여다보니 당신을 뚫어지게 쳐다보고 있는 한 중년 여성의 얼굴이 있다.

'피곤해 보이는 저 사람은 대체 누구지?'

'아, 그래, 참 늙었구나'라고 느끼게 만드는 저 생기 없어 보이는 얼굴빛과 끈질기게 더욱 깊어만 가는 이마 주름살을 보니 심란하다.

'이걸 어떻게 하지?'

이제까지 우리는 생활습관을 바꾸는 간단하고 경제적인 방법으로 당신의 이러한 고민이 해결될 것임을 이제껏 이야기했다. 하지만 사실 주름이 패이고 생기를 잃은 당신의 얼굴을 볼 때, 당신은 당신의 생활습관보다는 먼저 '보톡스'를 떠올릴 것이다. 간단하고 효과 만점이라는 보톡스. 우리도 그러한 사실을 알고 있다. 많은 여성들이 보톡스를 젊음의 영약으로 생각하고 있다는 것을 알고 있다.

그래서 건강하고 주름없는 당신의 피부를 위해서 마지막으로 보톡스에 대한 이야기를 하겠다.

이것은 전문약사로서 과학적인 근거를 가지고 하는 이야기이며, 아마 다른 곳에서는 쉽게 들을 수 없을 것이다.

보톡스에 관한 진실

몇 십년이 지나도 여전히 젊고 아름다운 여배우들, 그들은 세월 같은 것은 상관 없다는 듯 주름 하나 없는 모습이다. 소문에 의하면 보톡스 주사와 성형수술 덕분이란다. 보톡스가 보여주는 단기간의 극적인 효과로 이제는 보톡스가 노화된 피부를 되살리는 만병통치약이라는 인상까지 받게 된다.

그러나 나는 모든 사람이 그와 같은 체내에 독소를 직접 주입하는 치료방법에 맞는 것은 아니라고 굳게 믿고 있으며, 그래서 보톡스가 유일무이하게 장기적 효과를 지닌 해결책이라는 의사들에게 정중하지만 단호하게 반대하는 입장이다.

보톡스에 관해서는 충분하게 알려지지 않은 사실이 있다. 만일 주름이나 피부가 처지는 것이 노화, 햇빛 노출, 흡연 때문에 탄력이 떨어진 것이라면 보톡스는 전혀 효과가 없다. 따라서 보톡스가 모든 주름을 해결하는 기적의 치료제가 아님을 명심하라.

또한 한번 보톡스를 맞았다고 해서 끝이 아니다. 모든 피부과에서는 보톡스 시술 전, 이것이 3~4개월 마다 다시 맞아야 하는 것이라고 이야기 한다. 이는 1회 주입에 40~50만원, 1회 이상 주입이 필요한 부위라면 40~90만원, 이마 주름 같은 넓은 표면 부위에는 60~130만원이 드는 일이다.

경제적인 부담만이 아니라 보톡스는 건강상의 이유로도 충분히 생각해보아야 한다. 미용 보톡스 주사를 맞기 위해서는 보톡스의 성분에 본인이 알레르기 반응이 없는지 먼저 꼭 확인해야 한다. 그 외에 주입하려는 부위에 감염이나 질병이 있거나, 지금 임신 중이거나 혹은 임신 가능성이 있다면 보톡스를 사용해서는 안 된다. 그리고 현재 약물치료를 받고 있다면 그것도 의사와 상의해야 한다.

FDA는 최대 120일 이상 지속되는 극심한 인상 주름을 완화하는 데에만 보톡스를 승인한다. 그리고 동시에 다음과 같이 경고한다.

'보톡스 시술로 가장 흔히 발생하는 역효과는 두통, 호흡기 질환, 독감 증상, 눈꺼풀 처짐, 메스꺼움 등이다. 전체 환자 중 3% 미만에서 보이는 극히 드문 역효과로는 안면 통증, 시술 부위 홍조, 근육 약화 등이 있다. 이런 반응은 대체로 일시적이지만 여러 달 지속될 수도 있다. 미용 보톡스는 처방약이므로 의학적 관리 하에 신중하게 사용해야 한다.'

만약의 경우를 대비해야 하는 미용 주사라니, 이건 참으로 무서운 말이다.

사실 보톡스는 원치 않는 부작용을 일으킬 수 있다. 가령, 어떤 환자들은 쉽게 피를 흘리고 멍이 드는 경향을 보인다. 또 치유 속도가 늦어지거나 주사의 성분에 알레르기 반응을 일으키거나 혹은 국소 마취에 어려움을 겪기도 한다. 그것보다 더 심한 경우, 주사를 맞고 아예 눈을 깜빡거릴 수 없는 사태가 발생하거나, 또는 FDA에서 승인하지 않은 입주변에 주사한다면 입술을 오므리지 못하고 계속 침을 흘리는 나쁜 상태가 될지도 모른다. 만약 이런 일이 벌어지면 주사의 독성이 다 없어질 때까지 기다려야 하는데 보통 몇 달씩 걸릴 수 있다.

그 뿐인가. 그 독성은 실제로 깊은 인상 주름을 만드는 근육을 마비시키기 때문에, 의사가 아무리 완벽하게 주사했다고 해도 얼굴을 찡그릴 수 없게 되거나 눈썹을 들어올릴 수 없거나 곁눈질을 할 수 없는 부작용이 생길지도 모른다. 결국 얼굴 표정이 굳어져 버리는 것이다. 당신은 이 사실 또한 충분히 고려해야 한다.

그리고 보톡스를 주입하면 주변 근육이, 근육이 마비되는 부위에 새로운 안면 표정을 만들어서 결국 새로운 주름이 생길 것이라고 충고하는 전문가들도 있다.

최악의 경우, 매우 드문 일이지만 죽음이라는 결과로 이어질 수도 있다. 2003년에 미국의 플로리다에서는 한 여성이 보톡스 시술을 받은 뒤 심장마비를 일으켜 곧바로 사망했다. 사망 원인은 보톡스에 대한 과민성 쇼크로 기록되었다.

이런 저런 의학적, 경제적, 과학적인 이유로 실제 지난 해 미국 여성의 98％이상은 문제성 혹은 노화 피부를 해결하기 위해 피부에 독소를 주입하는 보톡스를 외면했다.

최종 결론은 다음과 같다. 즉 보톡스는 햇빛에 의해 손상된 피부나 노화로 인한 주름에 있어서는 만병통치약이 아니다.

피부를 다루는 가장 합리적인 방법

전문 학회나 약용화장품과 피부관리 기관에 가서 강의를 하거나 피부 미용사들과 이야기를 나눌 때, 내가 전문가들과 고객들에게 일관되게 주장하는 사실이 있다.

그것은 여러 가지 피부관리 문제를 현명하게 처리하는 데에 한 가지로 통일된 접근방식이 없다는 것이다. 친구의 피부 문제를 해결하는데 효과를 보았던 제품이 정작 당신 피부에는 발진이나 난데없는 여드름을 일으킬 수도 있다.

그리고 당신이 아무리 피부에 수분을 공급하고 각질을 잘 제거하더라도, 피부는 노화하기 마련이다. 물론 너무 빨리 노화가 진행되는 경우도 있다. 그 때문에 우리는 섹시하고 나이 흔적 없는 피부를 가꾸기 위해 잘 조화된 약용화장품과 건강한 생활 습관을 권하고 있는 것이다.

확실한 것은 지금 당신 피부에서 보이는 피부 손상의 대부분은 햇빛 때문에 발생한다는 사실이다. 또한 흡연, 과다한 음주, 아주 춥거나 아주 더운 기온, 그리고 공기 중의 여러 해로운 화학물질과 오염인자도 피부를 손상시킬 수 있다. 만성 피로는 또 하나의 피부 염증 요인으로, 당신 피부를 과민성으로 바꾸어 자극이 없어도 발진, 여드름을 일으키는 결과를 낳는다.

그리고 수면 부족은 부석부석 붓거나 창백해진 피부를 만들고 눈 아래 검고 푸른 다크 서클이 두드러지게 한다. 면역 강화 영양소가 빠진 부실한 식단 때문에 피부가 누르께하니 아파보일 수 있고 지나치게 건조하거나 반대로 지나치게 지성피부처럼 보이기도 한다. 게다가 심한 운동 강박증은 대학생 나이의 여성에게도 호르몬 불균형을 일으킬 수 있으며 이로 인해 부실한 뼈가 쉽게 골절을 일으키는 등 골다공증으로 심화될 수 있다.

인생 주기의 각 단계마다 피부를 이해하고 관리하는 합리적인 접근법은 매우 중요하다. 그래서 우리는 적절한 균형을 찾는 것, 즉 당신만의 고유한 피부관리 문제를 해결해 스스로 건강을 개선하고 보호하는 적극적인 역할을 할 수 있도록 만들어주는 프로그램을 제시한 것이다. 즉 신뢰할 수 있고, 수술에 기대지 않는 생활습관 프로그램말이다.

결론

지금까지 주변 환경의 영향으로 손상된 피부를 치료하는 탁월한 효능을 가진 여러 가지 다기능 성분과 활용 방법을 이야기했다. 이것은 눈 깜짝할 사이에 당신에게 아름다운 피부를 가져다주지는 못하지만, 다른 어떤 방법보다도 확실하다. 또한 보톡스가 가진 치명적인 부작용은 절대 없다.

나는 이 책에서 건강하고 현명한 생활 습관에 대한 매우 실질적인 개념을 전달하려고 노력했다. 이와 더불어 의심스러운 광고와 마케팅 수법에 현혹되지 않는, 책임 있고 확실하게 실현 가능한 프로그램을 소개했다.

보톡스란 것이 모든 사람들에게 다 좋은 건 아니다. 이건 확실한 사실이다. 현재 보톡스보다 여러 모로 부담이 훨씬 적은 여러 가지 다른 대안들이 존재한다. 그리고 우리는 그 대안들 중 더 유용한 정보를 원하는 대중들의 요구에 맞추어 7가지 프로그램을 제시한 것이다.

따라서 여성들은 예전보다 더 현명한 접근으로 더 나은 선택을 할 수 있게 되었다. 모든 연령대의 여성들에게 20대 피부 7 가지 프로그램을 강력하게 추천한다.

이 프로그램은 당신의 피부가 다시 젊어지는 걸 확인할 수 있도록 도와줄 것이다.

우리가 제시한 7가지 프로그램에 관한 질문을 모아보았다. 중요한 핵심적인 의문을 해결할 수 있기를 바란다.

Q 저는 피부 트러블이 심해요. 잔주름도 많고, 염증도 자주 생기지요. 매주 비싼 피부 관리를 받고, 이름 있는 화장품을 쓰는데도 피부가 전혀 좋아지지 않아요. 이제는 무엇을 해도 피부가 예뻐질 것이라는 생각이 들지 않네요. 피부를 관리한다는 것이 정말 가능한가요?

A 많이 속이 상할 것이다. 피부 관리는 필요 없다고 생각할 수도 있다. 하지만 확인할 것이 있다.

혹시 정상체중인가? 하루 한 번은 콩이나 고기 등 단백질을 먹는가? 잠은 충분히 자는가? 자신의 피부가 어떤 타입인지 정확히 알고 있는가?

위의 질문에서 하나라도 '아니오'라고 대답했다면, 당신이 어떤 피부 관리를 했는지 의심해야 한다. 피부는 몸을 감싸는 기관이기 때문에, 몸이 영양부족이나 스트레스 상태라면, 피부에 아무리 비싸고 좋은 화장품을 바르고 마사지를 한다고 해도 도움이 되지 않는다. 겉에서 영양을 공급한다고 해도 피부 깊은 곳이 그것을 받아들일 힘이 없다면, 그 영양분은 흡수되지 않고 없어져 버리기 때문이다. 물론, 비싼 화장품이 모두 좋은 성분이라는 것은 아니다.

20대 피부로 살기위한 핵심은 아주 단순하다. 잘 먹고, 잘 자고, 행복하게 지내는 것이다.

Q '20대 피부 7단계 프로그램'은 얼마나 해야 효과가 나타나나요?

A 생활습관을 바꾸는 것이기 때문에 사람마다 약간의 차이가 있지만 여러 실례를 들어 말한대로 4주면 피부의 변화를 눈으로 확인할 수 있을 것이다. 여기서 중요한 것은 몸의 리듬을 깨지 않는 일이다. 1주일 잘 실천했더라도 하루 폭식하거나, 며칠 잠을 설치거나, 과한 운동으로 피부에 염증이 일어났다면, 그것을 회복하는 데 얼마간의 시간이 더 필요할 것이다.

지금과는 다른, 20대처럼 매력적이고 젊은 피부를 만들고 싶다면, 끈기와 지속성이 꼭 필요하다. 이것은 생각보다 쉽기도 하고, 생각만큼 만만치 않을 수 있다. 성공의 핵심은 아름다운 피부에 대한 바람이 일상과 휴식에 안주하고자 하는 바람보다 더 커야 하는 것이다.

Q 제 피부는 잘못 관리해서 여드름 흉터가 많이 남아 있어요. 주름도 심하고요. 이런 것도 7단계 프로그램으로 해결할 수 있나요?

A 일단 피부에 깊이 남은 상처는 외과적인 치료가 필요하다. 피부가 스스로 원래의 상태로 돌아오는 데는 일정한 한계가 있다. 큰 상처나 깊은 염증은 피부의 자생능력으로 해결되지 않을 수 있다. 정확한 판단을 위해서는 일단 의사에게 진단을 받는 것이 좋다. 하지만 주름

같은 경우는 충분히 엷어지고 원상태로 돌아올 수 있다.

주름이 생기는 가장 큰 이유는 피부에 수분이 부족하기 때문이다. 피부에 충분히 수분을 공급해주고, 피부 깊은 곳에서 콜라겐과 같이 피부를 탱탱하게 유지하는 성분을 채워준다면, 피부에 잡힌 주름은 보톡스가 아니라도 충분히 엷어질 수 있다.

3 시작해 보자

이제 당신이 할 일은 자신의 하루 식사·잠·하루 중의 스트레스 등을 주의 깊게

관찰하여 바꿔나가는 것이다. 차트를 벽에 붙여 항상 눈에 보이도록 하자.

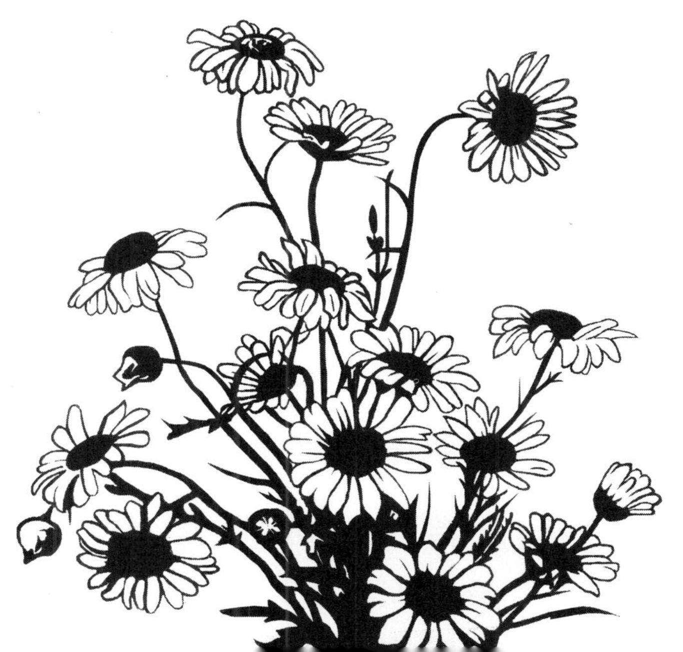

1. 냉장고에 꼭 채워 넣어야 할 식품들

저지방 우유, 요구르트, 치즈

달걀이나 달걀 대체품

쇠고기나 돼지고기 살코기, 껍질을 벗긴 닭고기와 칠면조 고기

쇠고기 : 지방이 말끔히 제거된 것이 좋다. 홍두깨살, 채끝, 치마 양지살, 안심.
구이용(갈비, 장정육, 우둔살) 간 쇠고기

돼지고기 : 돼지고기 살코기, 냉장 햄, 햄 통조림, 안심, 등심

가금류 : 닭고기와 칠면조 고기(껍질 없는 살코기)

콩 제품 : 된장 / 육류 유사물 (콩 단백질, 흔히 콩고기) / 대두 / 콩가루 / 두유 / 두부

어패류(생선은 주당 2회 섭취로 제한) : 멸치 / 고등어 / 정어리 / 등 푸른 생선 / 참치

신선 / 냉동 채소 : 콩 / 브로콜리 / 양배추, 적양배추 / 당근 / 샐러리 / 오이 / 가지 / 다양한 상추류 / 버섯 / 양파 / 완두콩 / 고추, 피망 / 시금치 / 호박 (여름, 겨울 산물)

신선 / 냉동 과일 : 사과 / 살구 / 아보카도 / 바나나 / 자몽 / 키위 / 레몬 / 라임 / 망고 / 오렌지 / 파인애플 / 석류 / 감귤 / 토마토

신선 / 냉동 수퍼 딸기 : 블랙베리 / 라스베리 / 블랙 라스베리 / 블루베리 / 씨를 뺀 체리 / 딸기

씨 / 견과류 : 아몬드 / 아몬드 버터 / 땅콩 / 땅콩 버터 / 호박씨 / 해바라기씨 / 호두

녹차, 홍차, 우롱차

화이트 / 레드 와인

기타 조미료 : 엑스트라 버진 올리브 오일 / 카놀라유

신선 / 가공 허브와 양념 (음식 맛을 낼 때 소금 대신 사용하라) : 계피 / 마늘 / 생강 / 파프리카 / 고춧가루, 후추가루, 백후추 가루 / 로즈마리 / 강황

2. 피부문제와 해결성분

■ 가려움증 피부

추천 성분 : 바셀린 *Petrolatum*, 멘틸 락테이트 *Menthyl Lactate*, 비사보롤, 알란토인 *allantoin*, 산화 아연 *zinc oxide*

■ 건조한 피부

추천 성분 : 바셀린, 스쿠알렌, 요소, 올레산, 레시틴, 바이오 메이플, 세라마이드, 히알루론산, 콜레스테롤, 젖산염 *sodium lactate*

- **정상 피부**

  추천 성분 : 바셀린, 글리세린, 히알루론산, 인지질 *phospholipids*
  스쿠알렌

- **벗겨지기 쉬운 피부**

  추천 성분 : 바셀린, 살리신산, 미네랄 오일, 스쿠알렌, 홍화씨유
  safflower oil

- **지성 피부**

  추천 성분 : 살리신산, 글리콜릭산, 젖산, 조록나무 추출물
  witch hazel

- **성인 여드름**

  추천 성분 : 과산화 벤조일 *Benzoyl peroxide*, 살리신산, 레조르시
  놀 *resorcinol*, 아젤라익산 *azelaic acid*, 레티노이드

- **알레르기성 피부**

  추천 성분 : 바셀린, 글리세린, 피돌산, 히알루론산 나트륨 *sodium
  hyaluronate*, 요소

- **눈가 주름**

  추천 성분 : 히알루론산, 바셀린, 스쿠알렌, 콩 단백질 *soya protein*,
  아미노 올리고엘리먼트 *amino oligoelement*, 세라마이드

■ 눈 밑 다크서클

추천 성분 : 비타민 K, 이산화규소 *silica*, 헤스페레틴 *hesperetin*, 아연 올리고펩타이드 *zinc oligopeptide*

■ 웃음 주름(팔자주름)

추천 성분 : 세라마이드, 바셀린, 인지질, 소야 스테롤 *soya sterol*, 콜레스테롤

■ 입술 주름

추천 성분 : 바셀린, 파라핀, 스쿠알렌, 카르나우바 왁스 *carnauba wax*

■ 늘어지고 처진 피부

추천 성분: 콩단백질, 소야 스테롤, 뽕나무 추출물, 인지질, 세라마이드

■ 붉게 상기된 주사비 타입의 피부

추천 성분 : 비사보롤, 스쿠알렌, 바이오 메이플, 글리세린, 니아시라마이드 *niaciramide*, 마이크로 징크 옥사이드 *micronized zinc oxide*

■ 기미 혹은 노화성 반점

추천 성분 : 하이드로퀴논 *hydroquinone*, 코직산 *kojic acid*, 살리

신산, 비타민 C *vitamin C*

■ 햇볕에 손상된 피부

추천 성분 : 모든 AHA, 살리신산, 세라마이드, 바이오 메이플 , 식

물스테롤, 피돌산, 뮤코다당체 *mucopolysaccharides*

3. 나의 수면 리듬 차트

요일	수면시간	일어났을 때 기분	다음날 집중력	다음날 피부톤	하루동안 기분
월요일					
화요일					
수요일					
목요일					
금요일					
토요일					
일요일					

● 나의 수면 리듬차트 ●

4. 20대 피부 7가지 프로그램 체크리스트

요일	피부구세주를 먹었음 (수퍼딸기 쉐이크, 우유, 녹차)	수면 듬차트대로 잤음	명상을 했음	30분 이상 운동했음	자외선 차단제와 보습제를 발랐음	스파와 마사지를 즐겼음 (집에서도 포함)
월요일						
화요일						
수요일						
목요일						
금요일						
토요일						
일요일						

●20대 피부 7가지 프로그램 체크리스트●

○ = 다 했음　△ = 중간　× = 하지 못함

감사의 말씀

벤의 감사 인사

아내 밀드레드에게 큰 빚을 졌군요.

건강한 피부 관리법을 더욱 제대로 알고 싶어 했던 나의 열정. 그 열정을 이 얇은 책 안에, 책임감을 갖고 쓰려고 노력하던 그 수많은 시간들. 그 동안 아내는 한결같이 참아주고 배려해주었지요. 아내가 내 실험실에서의 성과로 가장 큰 혜택을 본 사람이긴 하지만, 동시에 가장 혹독한 비평가이면서 이 책을 쓰는 동안 가장 많이 영감을 준 주인공이었습니다. 여보, 당신은 정말 멋진 여자야!

그리고 내 아들 하워드의 에너지와 끈질긴 노력이 없었다면 이 프로젝트는 세상에 나오지 못했을 것입니다. 그의 열정, 인내, 직업윤리는 참으로 대단합니다. 지금 이루어 놓은 명성과 성공은 그저 나온 것이 아닙니다. 충분히 그럴 만한 자격이 됩니다. 딸 길라와 작은 아들 데이비드도 이 책을 쓰는 데 있어서, 괜히 어렵고 아는 척 과학적인 용어를 많이 쓰지 말라는 직언을 아끼지 않았습니다.

그리고 우리 회사 품질관리 / 조절 담당자인 허버트 넴토누에게 감사하고 싶습니다. 내가 여러 가지 개념과 자료를 분류하고 정리하고 편집할 때, 함께 했습니다.

— 벤 카민스키

하워드의 감사 인사

사랑하는 아내 로리에게 고마움을 전하고 싶군요. 언제나 내가 꿈을 실현할 수 있도록 도와주었고, 그 오랜 시간 작업을 할 때에 가장 든든하게 지원해 주었던 사람입니다. 딸 이사벨라는 날마다 나에게 영감을 주고 피부 관리에 대한 내 열정을 살아 숨쉬게 만드는 주인공입니다. 그리고 이제 곧 세상에 태어날 내 아기, 정말 네가 보고 싶구나.

'MS'의 캔데이스 솔로몬에게 특별히 감사를 전합니다. 휴식과 긴장 완화를 높이는 인테리어에 관한 통찰력을 제공해 주었지요.

애나벨라 이글턴, 클레리 래브롬, 조 포더링험, 우리 'B. 카민스' 직원들의 도움에 감사드립니다. 그리고 전 임직원 여러분께 고마움을 전하고 싶습니다. 여러분은 약용 화장품 업계에서 가장 책임감 있는 피부관리 전문가들입니다.

무엇보다 아버지께 머리 숙여 감사드립니다. 강한 신념과 전문가적 윤리와 정직으로 뭉친 아버지의 모습은 늘 저에게 본받고 싶은 역할 모델이셨습니다.

고맙습니다. 그리고 사랑합니다.

– 하워드 카민스키

지은이 소개

벤 카민스키는 캐나다 몬트리올 약대를 졸업한 피부과 전문 약제 분야의 저명한 전문가로서, 30여 년간 미국과 캐나다 등 북미 전역의 내과의사들과 피부과 의사들을 위해 약을 제조해왔다. 그는 1974년 캐나다 몬트리올에 오단 실험실을 설립한 이후 진보적으로 피부관리 분야에서 혁신적인 조제기술을 계속 개발하고 있다.

벤 카민스키는 갱년기와 폐경기 여성들의 특정 피부 문제를 구체적으로 언급한 최초의 전문 약사이다. 이 문제 해결의 일환으로 나온 폐경기 여성을 위한 크림과 바디 로션은 구체적으로 호르몬이 제대로 분비되지 않은 젊음을 상실한 피부에 중점을 둔 제품이다. 애초에 그는 아내를 위해 그 제품을 제조했는데 아내의 피부가 몰라보게 달라진 것을 본 이후에 폐경기 여성들이 처방약을 쓰지 않고도 호르몬 감소로 인한 여러 피부 증상을 해결할 수 있음을 깨달았다.

하워드 카민스키는 'B. 카민스, 케미스트' 최고 경영자로서 판매에서 마케팅, 제조와 홍보에 이르기까지 사업을 총괄한다.

홈페이지 : www.bkamins.com

옮긴이 – 주민아

경희 대학교 대학원 영어영문학과 석사학위를 취득하고 박사 과정을 수료하였다. 현재 경희대학교 영어 강사와 전문 번역가로 왕성하게 활동하고 있다.
번역서로는 《이제, 사랑을 선택하라》,《1mm차이로 하버드를 움켜쥐다》,《성공하는 사람들의 1분 독서, BE》,《성공하는 사람들의 1분 독서, DO》,《성공하는 사람들의 1분 독서, FAITH》가 있다.

감수자 – 퓨어피부과 원장 정혜신

연세대학교 의대, 의과 대학원을 졸업하고 의학박사 학위를 취득하였다. 피부과 추계학술대회, 피부과 집담회에서 연달아 최우수 논문을 수상하였으며, 청담 이지함 피부과의 원장을 역임하였다. 현재는 강남에 위치한 퓨어피부과의 원장이며 MBN 〈TV 닥터 건강하게 삽시다〉, SBS 〈잘 먹고 잘 사는 법〉, KTV〈투데이 코리아 생활과 경제〉등의 진행을 맡고 있다. 연세대학교 언론홍보 대학원 석사학위까지 취득한 그녀는 다양한 매체를 통해 그녀의 피부에 관한 이야기를 쉽고 편하게 풀어주고 있다. 그녀의 홈페이지에 방문하면 직접 피부에 관한 전문적이고 친절한 상담을 할 수 있다. 저서로는《피부에 말을 거는 여자, Dr.정혜신》,《Dr.정혜신의 셀프 피부 관리법》이 있다.

홈페이지 : www.skintalk.co.kr / www.pureskin.co.kr

한언의 사명선언문

Since 3rd day of January, 1998

Our Mission
- · 우리는 새로운 지식을 창출, 전파하여 전 인류가 이를 공유케 함으로써 인류문화의 발전과 행복에 이바지한다.

- · 우리는 끊임없이 학습하는 조직으로서 자신과 조직의 발전을 위해 쉼없이 노력하며, 궁극적으로는 세계적 컨텐츠 그룹을 지향한다.

- · 우리는 정신적, 물질적으로 최고 수준의 복지를 실현하기 위해 노력하며, 명실공히 초일류 사원들의 집합체로서 부끄럼없이 행동한다.

Our Vision 한언은 컨텐츠 기업의 선도적 성공모델이 된다.

> 저희 한언인들은 위와 같은 사명을 항상 가슴 속에 간직하고
> 좋은 책을 만들기 위해 최선을 다하고 있습니다.
> 독자 여러분의 아낌없는 충고와 격려를 부탁드립니다.
> · 한언 가족 ·

HanEon's Mission statement

Our Mission
- · We create and broadcast new knowledge for the advancement and happiness of the whole human race.

- · We do our best to improve ourselves and the organization, with the ultimate goal of striving to be the best content group in the world.

- · We try to realize the highest quality of welfare system in both mental and physical ways and we behave in a manner that reflects our mission as proud members of HanEon Community.

Our Vision HanEon will be the leading Success Model of the content group.